María Belén Rodríguez Sanz

TÉCNICAS DE ABLACIÓN EN LAS METÁSTASIS HEPÁTICAS

AF881371

María Belén Rodríguez Sanz

TÉCNICAS DE ABLACIÓN EN LAS METÁSTASIS HEPÁTICAS

Tratamientos vigentes en la actualidad

PUBLICIA

Imprint
Any brand names and product names mentioned in this book are subject to trademark, brand or patent protection and are trademarks or registered trademarks of their respective holders. The use of brand names, product names, common names, trade names, product descriptions etc. even without a particular marking in this work is in no way to be construed to mean that such names may be regarded as unrestricted in respect of trademark and brand protection legislation and could thus be used by anyone.

Cover image: www.ingimage.com

Publisher:
PUBLICIA
is a trademark of
Dodo Books Indian Ocean Ltd. and OmniScriptum S.R.L publishing group

120 High Road, East Finchley, London, N2 9ED, United Kingdom
Str. Armeneasca 28/1, office 1, Chisinau MD-2012, Republic of Moldova, Europe
Printed at: see last page
ISBN: 978-3-639-64569-9

Copyright © María Belén Rodríguez Sanz
Copyright © 2024 Dodo Books Indian Ocean Ltd. and OmniScriptum S.R.L publishing group

TÉCNICAS DE ABLACION EN EL TRATAMIENTO DE LAS METÁSTASIS HEPATICAS

MARIA BELÉN RODRÍGUEZ SANZ

TÉCNICAS DE ABLACION EN EL TRATAMIENTO DE LAS METÁSTASIS HEPÁTICAS

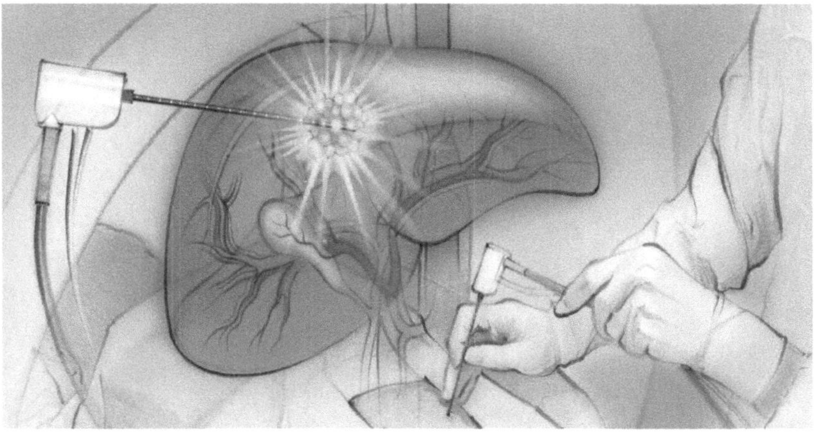

AUTORA

MARÍA BELÉN RODRÍGUEZ SANZ

PROLOGO

El hígado es un órgano en el cual la probabilidad de tener un tumor secundario es de 18 a 40 veces mayor que uno primario. El patrón de aparición de las metástasis en el hígado depende de la localización del tumor primario, de su tipo histológico, al igual que del sexo y edad del paciente. Aproximadamente la mitad de las metástasis que asientan en el hígado proceden del tracto gastrointestinal, y dentro de este grupo, el cáncer de colon y recto es el tumor que con mayor frecuencia produce metástasis en el hígado.

Cada año aumenta el número de casos de cáncer en España. Del total, 3.000 nuevos diagnosticados se corresponden con cáncer de hígado. Más del 50% de estos pacientes son candidatos a un tratamiento con técnicas mínimamente invasivas de termoablación, metodología que, según los últimos estudios, mejora las tasas de recurrencia de la enfermedad, así como las expectativas y la calidad de vida de los pacientes. Sin embargo, sólo la mitad de los enfermos que podrían ser candidatos accede a este tipo de terapia. La precisión de esta tecnología destaca también en su indicación para metástasis hepática, patología que aparece, por ejemplo, en el 50% de los pacientes con cáncer colorrectal, uno de los más frecuentes en España.

La creciente incidencia de los tumores hepáticos ha promovido el desarrollo de diferentes opciones terapéuticas ablativas mínimamente invasivas que van cobrando una especial relevancia en la práctica clínica como complemento o alternativa a la cirugía. En este escenario es importante el conocimiento de las indicaciones de cada una de ellas de cara a personalizar el tratamiento en cada paciente.

ÍNDICE

Capítulo 1: Generalidades y tipos de ablación

INTRODUCCIÓN

Cada año aumenta el número de casos de cáncer en España. Del total, más de 3.000 nuevos diagnosticados se corresponden con cáncer de hígado. Más del 50% de estos pacientes son candidatos a un tratamiento con técnicas mínimamente invasivas de termoablación, metodología que, según los últimos estudios, mejora las tasas de recurrencia de la enfermedad, así como las expectativas y la calidad de vida de los pacientes.

La ablación térmica es un tratamiento mínimamente invasivo, guiado por imágenes, que utiliza el calor o el frío extremo para destruir células tumorales cancerosas.

Las técnicas de ablación local de tumores también denominadas técnicas de ablación tumoral guiadas por la imagen agrupan al conjunto de procedimientos en el que el "estímulo terapéutico" es administrado selectivamente en el área tumoral conservando indemne el resto del parénquima no tumoral. Esto habitualmente implica ocasionar por diferentes métodos físico-químicos un área de necrosis tumoral conservando el tejido normal de alrededor. (1)

En las dos décadas anteriores, las terapias ablativas con componentes químicos o energía térmica han emergido como un tratamiento efectivo para el control con criterio curativo de pequeños tumores primarios o metastásico del hígado. (2)

La completa ablación tumoral y la curación del paciente pueden ser una posible meta en casos seleccionados. En otros casos se puede conseguir un aumento de la supervivencia o una mejora sintomática. En patología hepática es frecuente que la vía de administración de dicho estímulo sea percutánea, pero ocasionalmente el acceso es quirúrgico, a través de laparotomía o laparoscopia con/sin resección hepática y puede ofrecer considerables ventajas. Podemos distinguir dos grandes grupos de técnicas:

- Técnicas que aplican tratamiento químico: Inyección percutánea de etanol (PEI). Consiste en la inyección de etanol puro en el interior de la lesión a tratar; produciendo una deshidratación celular, la desnaturalización de las proteínas y finalmente la apoptosis celular. Se ha descrito que esta técnica no es útil para metástasis, aunque se considera igual de efectiva que el resto de técnicas para el tratamiento del hepatocarcinoma menor a 2 cm.
- Técnicas que aplican tratamiento térmico: Existen diversos métodos de terapias ablativas (3):

- Radiofrecuencia (RF): uso del calor local. Se trata de inducir una necrosis coagulativa mediante corriente alterna electromagnética en un rango de frecuencias aproximado de 375-500 kHz para conseguir una temperatura de 90-120°C.
- Microondas (microwave= MW) Se trata también de inducir una necrosiscoagulativa a través de un emisor de microondas que genera energía electromagnética con frecuencias iguales o superiores a 900 kHz.
- Crioterapia: láser o el uso del frío local mediante criocirugía (CC) Consiste en la formación de cristales de hielo intracelular que inducen la necrosis tisular. Se utilizan agujas que mediante sistemas de expansión del gas circulante consiguen alcanzar temperaturas de hasta -40°C y con ello la destrucción irreversible del tejido.
- Electroporación Es una técnica que se basa en el uso de pulsos eléctricos que causan unos defectos en la membrana celular a nivel nanométrico, llamados nanoporos o poros conductivos, generando una permeación de la membrana de las células diana. Esta permeación puede ser temporal (electroporación reversible) aunque también puede

ser permanente a partir de un cierto nivel eléctrico, causando una muerte celular por disrupción de la homeostasis celular (electroporación irreversible).

- Aplicación de ultrasonidos, (habitualmente en forma de ultrasonidos focalizados de alta intensidad (high-intensity focused ultrasound, HIFU)
- Nanothermis/Oncothermia
- Terapia térmica intersticial con láser (LITT)

Todas ellas se consideran técnicas mínimamente invasivas y presentan sobre los procedimientos quirúrgicos convencionales resectivos al menos tres ventajas:

1. La posibilidad de tratar pacientes sin indicación quirúrgica.
2. Una morbimortalidad reducida y una mejor tolerancia por el paciente.
3. Un coste económico por procedimiento reducido.

La ablación térmica, como su nombre indica, se basa en la generación de calor dentro del tejido diana para lograr la destrucción del mismo. El objetivo de la ablación térmica es calentar los tejidos malignos a temperaturas que puedan inducir una necrosis coagulativa inmediata (generalmente a más de 60°C (4).

El hígado puede ser especialmente difícil lograr un tratamiento eficaz, ya que este órgano presenta una perfusión tisular alta y vasos sanguíneos grandes que pueden actuar como "disipadores de calor" cerca de la zona de ablación. Dichos disipadores de calor pueden disminuir el efecto del tratamiento sobre las células malignas hasta niveles de temperaturas sub-letales, lo que aumenta la probabilidad de progresión tumoral local ya que limita el tamaño y la eficacia de la zona de ablación.

Un tratamiento completo debe de abarcar el tumor más un margen de 5 a 10 mm (análogo a un margen quirúrgico), pero respetando el parénquima sano y las estructuras vulnerables. (5,6) El tratamiento óptimo requiere:

- Colocación adecuada del dispositivo
- Suministro de energía suficiente
- Verificación de los márgenes de ablación

Los diferentes métodos de ablación se resumen en la tabla 1

Tabla 1: Métodos de ablación y mecanismo de acción

Radiofrecuencia (RFA) **Calor**	Corriente eléctrica de alta frecuencia (rango 350-500 KHz) pasa a través de un electrodo, creando calor por fricción que destruye los tejidos y las células. El calentamiento directo por FRA se produce a unos pocos milímetros de la aguja, pero se crea una zona de ablación final cuando la conducción térmica empuja el calor hacia zonas más periféricas alrededor del electrodo.
Microondas (MWA) **Calor**	Forma de ablación térmica que utiliza ondas electromagnéticas en las frecuencias del espectro de energía de microondas (915 MHz o 2,45 GHz en las técnicas ablativas) para producir efectos de calentamiento tisular. En el tejido, el calentamiento se produce porque el campo electromagnético (EM) obliga a las moléculas de agua a oscilar. Las moléculas de agua ligadas tienden a oscilar fuera de fase, por lo que parte de energía EM es absorbida y convertida en calor.
Láser (LITT) **Calor**	La terapia termal inducida por láser (LITT) es una técnica de ablación tumoral percutánea que utiliza láseres de alta potencia colocados intersticialmente en el tumor para administrar la terapia. Los sistemas modernos utilizan sistemas de diodo laser pequeños, compactos y de alta potencia con aplicadores activamente enfriados para ayudar a evitar que el tejido se carbonice durante el procedimiento.
Ultrasonido focalizado de alta intensidad (HIFU) **Calor**	Es una tecnología que utiliza ondas de ultrasonido para ablación de tejidos. La terapia HIFU puede transportar energía en forma de ondas de ultrasonido a través de diferentes tejidos a un objeto determinado. Produce un aumento de la temperatura (efecto térmico) y otras interacciones biológicas, siendo la más significativa la cavitación acústica, de una manera absolutamente no invasiva. Es el único procedimiento que no requiere la inserción de una aguja o antena en el interior del cuerpo del paciente.
Crioablación **Frío**	Es un tratamiento para matar las células cancerosas con frio extremo. Durante la crioablación, se inserta una aguja delgada en forma de vara (criosonda) directamente en el tumor. Se bombea un gas a la criosonda (nitrógeno líquido o gas argón) para creas un frio intenso con el fin de congelar y destruir el tejido enfermo, y luego se permite que éste se descongele. El proceso de congelación y descongelación puede repetirse varias veces durante la misma sesión del tratamiento.
Electroporación irreversible (IRE) **No térmica**	Es una técnica de ablación de tejidos que utiliza campos eléctricos ultra cortos pero fuertes para crear nanoporos permanentes y letales en la membrana celular, para interrumpir la homeostasis celular. La IRE aplica varias series de pulsos eléctricos (90 pulsos) de 1500 a 3000 V. A diferencia de la ablación térmica, el IRE afecta solo a la membrana celular a la vez que preserva el andamiaje extracelular, por lo que las estructuras del lumen como los vasos sanguíneos, conductos biliares e intestino permanecen patentes y pueden regenerarse.

El avance en los sistemas de navegación, realidad aumentada, reconstrucción 3D, control de resultados y los nuevos sistemas de ablación, permitirá en un futuro próximo que el *gold standard* para los tumores de 3cm o menores en el hígado sea la ablación percutánea (80%) o laparoscópica (20%); ésta última en tumores periféricos o en combinación con tratamientos quirúrgicos. Las técnicas de ablación tumoral en el tratamiento de tumores hepáticos han ganado terreno en el manejo paliativo y especialmente terapéutico. (Tabla 2)

Tabla 2: indicaciones de cada método de ablación en hígado

EN HÍGADO	RADIOFRECUENCIA	MICROONDAS	IRE	CRIOTERAPIA
Tumores<2cm	+++	++	++	++
Tumores>2cm	++	+++	+	++
Tumores cerca de estructuras vasculares periféricas	+	+++	++	++
Tumores cerca de estructuras vasculares centrales o vía biliar	++	+	+++	+

Existen dos fenómenos a tener en cuenta que pueden eliminar o reducir el efecto térmico de los dispositivos de ablación:

- Heat sink effect: Se refiere al efecto refrigerante de los vasos adyacentes al área de ablación con un diámetro >1 mm. Este efecto condiciona una protección sobre los vasos sanguíneos, aunque también condicionaría una posible disminución de la teórica área de ablación.

- Perfusion-mediated tissue cooling: Se refiere al efecto refrigerante de los efectos de la microperfusión capilar del tejido. Hay múltiples técnicas para reducir este efecto basadas en la farmacoterapia o bien técnicas invasivas como la oclusión vascular temporal balón), la oclusión vascular definitiva (embolización) y la oclusión vascularquirúrgica.

Las técnicas de ablación percutánea son procedimientos mínimamente invasivos, aunque no exentos de riesgo. Por ello se deben conocer las potenciales complicaciones y la mortalidad asociada para poder valorar los riesgos y beneficios de forma individual. Existe una gran heterogeneidad en los estudios de dichas técnicas, por lo que es difícil establecer los estándares de calidad, las complicaciones de la ablación, las tasas de éxito y la recurrencia de enfermedad tras la ablación. Se define como complicación mayor todos aquellos síntomas que aparecen tras la ablación y que persisten más de una semana, que demoran el alta hospitalaria, que asocian comorbilidad importante o bien comprometen la vida del paciente.

Clasificación de la SIR (Sociedad de Radiología Intervencionista) para categorizar la gravedad de las lesiones (Tabla 3):

Tabla 3: clasificación de la SIR de la gravedad de las complicaciones

Categoría	Definición
I	Sin tratamiento, consecuencias o secuelas adversas.
II	Requiere un incremento no planeado del nivel de cuidado, o mínima consecuencia o secuela.
III	Requiere un incremento no planeado del nivel de cuidado a un grado intermedio o una secuela intermedia, con hospitalización en el hospital para observación.
IV	Requiere un incremento no planeado del nivel de cuidado a un grado mayor, con secuela grave y hospitalización prolongada (>48 horas).
V	Muerte directa o indirectamente relacionada con el procedimiento.

La tasa de muerte y complicaciones graves tras ablación termal son bajos:

- Mortalidad: 0 -1,4%
- Complicaciones mayores: 2,2 -5,7% (7)

TABLA 4. Complicaciones tras ablación de lesiones hepáticas

Causas de muerte	Perforación intestinal	
	Trombosis portal	
	Fallo hepático	
	Shock séptico	
	Hemorragia hepática masiva	
Complicaciones mayores	Hemorragia	
	Fallo hepático	
	Complicaciones intestinales	
	Complicaciones biliares	Estenosis biliar
		Bilioma
		Colecistitis
		Fistulas broncobiliares
	Infecciones	Abscesos
		Peritonitis
	Trombosis vascular e infarto hepático	
	Complicaciones pleurales	Pneumotorax
		Hemotorax
		Derrame pleural masivo
Complicaciones menores	Dolor	
	Fiebre	
	Derrame pleural asintomático.	

1. Complicaciones vasculares

Hemorragia: La hemorragia es una de las complicaciones mayores más frecuentes en relación con la ablación termal hepática. Globalmente el riesgo de sangrado es bajo (<2%), aunque puede variar dependiendo del grado de cirrosis del parénquima hepático y la localización del tumor (por ejemplo, si el tumor está cerca de un vaso de gran tamaño). El sangrado suele ser intraperitoneal, pero también puede ser subcapsular, intralesional, intraparenquimatoso o pleural. Pueden existir 3 condiciones hemorrágicas: el sangrado arterial activo, el pseudoaneurisma y el sangrado venoso en sábana. La mayoría de sangrados suelen ser limitados y se pueden tratar de manera conservadora. El sangrado arterial activo y el pseudoaneurisma requerirán tratamiento endovascular.

Para prevenir el sangrado se debe tener en cuenta:

- Corrección de coagulopatías.
- Traspasar la cápsula hepática el menor número de veces.
- Evitar grandes vasos en el trayecto de la aguja.
- La cauterización del trayecto de la aguja ha demostrado reducir el riesgo de hemorragia.

Fistulas vasculares: Pueden existir cicatrizaciones patológicas condicionando una comunicación arterio-portal o arterio-venosa (con vena suprahepática), comunicación arterio-biliar o intestinal. Su tratamiento suele requerir embolización selectiva y menos frecuentemente corrección quirúrgica

Trombosis portal y suprahepática: La incidencia de trombosis portal y de venas suprahepáticas se localiza entre 1,7 y 1,4% respectivamente. La trombosis portal suele producirse rápidamente tras el procedimiento. Los vasos de pequeño calibre (<3 mm) tienden a ser más susceptibles a trombosis por la lesión térmica ya que no tienen heat-sink effect (solo los vasos grandes). El daño térmico puede causar trombosis en grandes vasos si hay un flujo disminuido (por ejemplo, en pacientes cirróticos). El tratamiento de la trombosis venosa se valora de forma individual. Normalmente no precisa tratamiento, aunque podría requerir anticoagulación sistémica o trombolisis local si existe afectación de la función hepática.

Infarto hepático: Es una complicación infrecuente (1,8%) dado el doble aporte sanguíneo hepático y por la importante colateralidad vascular. Cuando se establece el infarto hepático el tratamiento suele ser conservador.

2. **Complicaciones biliares:** Las complicaciones en el sistema biliar con formación de biliomas suele producirse por la ablación de tumores en vecindad a conductos biliares y suele ser más frecuente con técnicas de ablación mediante MW. Los conductos biliares principales localizados cerca del hilio hepático se consideran protegidos del daño térmico por el heat-sink effect de la vena porta (a excepción de situaciones de flujo vascular disminuido). Es por ello que resulta difícil la ablación completa de las lesiones localizadas en vecindad al hilio vascular hepático dado su efecto refrigerante. La técnica de elección para lesiones en vecindad al hilio hepático sería la IRE, ya que evita el heat-sink effect y produce menor daño sobre la vía biliar. En ocasiones especiales se puede considerar enfriar la vía biliar mediante drenaje de la misma. Las estenosis biliares son una de las complicaciones principales, que cuando son severas (ictericia, colangitis o absceso) pueden necesitar de drenaje biliar percutáneo.

Absceso hepático: El absceso hepático es una de las principales complicaciones mayores tras la ablacion tumoral (0.2-2%). Las principales causas son la colonización del tracto biliar (anastomosis bilioentérica, esfiterectomía endoscópica, stent biliar o pneumobilia). El manejo de los abscesos postablación suele ser el mismo que de cualquier otra etiología: los abscesos pequeños con tratamiento antibiótico suelen ser suficiente y los abscesos grandes suelen requerir drenaje percutáneo.

3. **Complicaciones extrahepáticas:** Se pueden agrupar las complicaciones

extrahepáticas en 4 grupos principales:

- Penetración y lesión térmica de órganos adyacentes
- Implantes en el trayecto de la aguja
- Efecto térmico de órganos adyacentes.
- Neumotórax – Hemotórax

El neumotórax y Hemotórax: dependen principalmente del acceso percutáneo y trayecto de la aguja, aunque algunas veces puede ser secundario al tratamiento de lesiones cerca de la cúpula hepática. Es recomendable realizar una radiografía de tórax si el paciente presenta dolor torácico o disnea para su confirmación. Habitualmente tanto el neumotórax como el hemotórax suelen ser autolimitados, aunque si el paciente se mantiene sintomático puede ser necesario un tubo de drenaje torácico. Otras complicaciones menos frecuentes incluyen las hernias diafragmáticas por lesión directa del diafragma.

Lesión de vísceras huecas: El tratamiento de las lesiones subcapsulares hepáticas pueden ocasionar daños en el colon, el intestino delgado y la cámara gástrica, siendo muy sensible el colon por su pared delgada y posición fija. Las adhesiones por cirugías previas o por colecistitis crónica aumentan el riesgo de perforación intestinal dada la disminución de la motilidad intestinal. Se considera como segura la distancia de al menos 1 cm entre el área de ablación y el intestino. El manejo de las lesiones del tracto gastrointestinal (TGI) incluye antibioterapia, drenaje de líquido infectado y los abscesos, siendo la cirugía la última opción.

Colecistitis: La colecistitis aguda puede ocurrir tras la ablación de masas adyacentes a la vesícula biliar. Es posible encontrar un mínimo engrosamiento de la pared vesicular en controles posteriores, siendo excepcional la colecistitis o la perforación vesicular, ya que la bilis disipa la energía en la fosa vesicular.

Siembra tumoral: La siembra tumoral en el trayecto de la aguja es extremadamente raro (0,3- 4%). Los factores de riesgo más importantes son: tumor pobremente diferenciado, localización subcapsular, biopsias percutáneas previas, múltiples sesiones de tratamiento, uso de múltiples agujas. Para evitar la siembra tumoral se recomienda utilizar el mínimo número de punciones y de intentos de recolocación, atravesar la menor distancia de parénquima hepático sano y la cauterización del trayecto de entrada tras realizar el procedimiento.

SELECCIÓN DE PACIENTES

La principal limitación de la ablación térmica (AT) ha sido la progresión tumoral local (LTP) y el tamaño del tumor. La LTP es 3 veces más frecuente en tumores mayores de 3 cm. (8). El número de lesiones metastásicas también es importante durante la selección de pacientes, ya que los pacientes con tumores múltiples pueden tener una reserva hepática limitada y pueden tener un mayor riesgo de progresión hepática multifocal.

El creciente conocimiento de los factores que afectan los resultados oncológicos después de la ablación ha permitido que los pacientes con enfermedad resecable de pequeño volumen sean tratados por AT con intención curativa. Las indicaciones universalmente aceptadas para la ablación guiada por imágenes incluyen:

- Número limitado metástasis (menos de 5)
- Tumores pequeños (hasta 5 cm de diámetro mayor)
- Pacientes que no pueden someterse o rechazar la cirugía. (9)

Los candidatos potencialmente quirúrgicos de bajo riesgo con un tamaño tumoral <3 cm y sin enfermedad extrahepática, la AT percutánea con márgenes de ablación superiores a 10 mm pueden ofrecer una oportunidad de curación local similar a la hepatectomía, evitando la morbilidad quirúrgica. (10)

La AT guiado por imágenes minimiza la destrucción del tejido hepático sano y se prefiere a la hepatectomía en pacientes con cirrosis subyacente o esteatohepatitis como resultado de la exposición prolongada a la quimioterapia, y en pacientes que previamente se han sometido a una resección hepática extensa. Varios estudios no controlados de AT percutánea guiada por imágenes informaron resultados de supervivencia global comparables a la hepatectomía (hasta 55 % a los 5 años). (11)

Se propuso una puntuación de riesgo clínico de ablación e indicó que ciertas características del paciente y de la enfermedad tienen más probabilidades de predecir resultados oncológicos después de la AT y deben considerarse durante la selección del paciente la progresión tumoral local después de la AT (12).

Existe una serie de factores que se asocian con disminución de la supervivencia global y supervivencia libre de progresión tumoral local (SLP) después de la AT como son (13):

- La biología tumoral expresada como invasión linfovascular en el momento de la resección primaria.
- El intervalo libre de enfermedad desde el diagnóstico inicial hasta la detección de metástasis hepáticas menores de 12 meses.

- Tamaño tumoral superior a 3 cm.
- Nivel de CEA superior a 30 ng/m (en el caso de metástasis de cáncer de colon).
- El origen del tumor primario, ya que los tumores primarios que se originan en el colon derecho se asocian con peores resultados oncológicos en comparación con los pacientes con CCR del lado izquierdo. (14)

IMÁGENES PREOPERATORIAS

La importancia de la preablación sistemática por imágenes para la selección de pacientes y la planificación del procedimiento requiere realizar:

- Una tomografía computarizada (TC) basal con contraste intravenoso del tórax, el abdomen y la pelvis para el estudio de los pacientes considerados para la ablación.
- La tomografía por emisión de positrones (TEP)/TC con fluorodesoxiglucosa (FDG) de cuerpo entero basal preoperatoria puede proporcionar información adicional sobre la enfermedad metastásica hepática y extrahepática y puede cambiar el tratamiento en un número significativo de pacientes. (15); también porque usamos rutinariamente la guía PET durante la ablación, sino también porque las imágenes metabólicas parecen ser extremadamente sensibles para la detección temprana de LTP posterior y la progresión de la enfermedad en general. (16)
- La resonancia magnética (RM) y, en particular, la RM con contraste EOVIST es la modalidad de imagen más precisa anatómicamente para la detección y caracterización de tumores hepáticos, que ofrece información valiosa sobre la elegibilidad del paciente para la AT. Es especialmente útil para la detección de tumores más pequeños que pueden no ser fácilmente detectados por TC y PET.

Esto permite la visualización del hígado y el tumor antes de la administración de contraste que se asemeja a la apariencia del tumor el día de la ablación. La información sobre el suministro arterial y la vascularización también puede ayudar en la planificación del procedimiento.

EVALUACIÓN DE LA ZONA DE ABLACIÓN

Todas las técnicas percutáneas de AT implican la inserción de un aplicador (es decir, un electrodo de radiofrecuencia, una antena microondas, una criosonda o una fibra láser) directamente en o adyacente al tumor objetivo. El ultrasonido (US), CT, RMI y PET se pueden usar solos o en combinación, como guía. La US puede representar la inserción de electrodos (orientación) y la formación de la zona de ablación (AZ) en tiempo real, mientras que la fusión de imágenes de PET y CT puede proporcionar una guía adicional, así como una mejor evaluación de la AZ y las estructuras circundantes. (17)

La proximidad del tumor a estructuras críticas es una consideración importante para la planificación de la AT. Las complicaciones como la perforación gastrointestinal (observada en menos del 0,2% de los casos) pueden tener un impacto significativo en la morbilidad. La hidro o neumodisección (es decir, la instilación de líquido o aire entre las estructuras) y las técnicas de interposición con balón bajo la guía de los Estados Unidos o la fluoroscopia por TC pueden limitar las lesiones colaterales a las estructuras cercanas, como el tracto gastrointestinal, el páncreas, el riñón o el diafragma. (18)

La evaluación por imágenes de postablación debe confirmar la ablación completa del tumor con márgenes de ablación adecuados o detectar el tumor residual no ablacionado. Esta evaluación se debe realizar mediante:

- Una tomografía computarizada con contraste de postablación (CECT) se usa más comúnmente para proporcionar una evaluación rápida de la zona ablacionada, representada como un área no mejorada de baja atenuación. Las imágenes de TC de fase venosa postablación se pueden fusionar con imágenes de TC, PET o MRI pre- procedimentales para delinear la zona de ablación (19) La evaluación por TC de la lesión con ablación debe realizarse poco tiempo e idealmente inmediatamente después de la ablación tumoral.

- Una ecografía postablación inmediata con contraste con contraste seguida de una CECT para evaluar la AZ y confirmar la cobertura completa del tumor objetivo. (20)
- Una TC o RM dinámica 3-8 semanas después de la AT es obligatoria para confirmar la ablación completa del tumor objetivo

La primera imagen de postablación servirá como la nueva imagen de referencia para una evaluación adicional de la AZ y detección de la progresión tumoral local.

BIBLIOGRAFIA

1. Salati U, Barry A, Chou FY, Ma R, Liu DM. State of the ablation nation: a review of ablative therapies for cure in the treatment of hepatocellular carcinoma. Future Oncol 2017; 13:1437-1448.
2. Wells SA, Hinshaw JL, Lubner MG, Ziemlewicz TJ, Brace CL, Lee FT Jr. Liver ablation: best practice. Radiol Clin North Am 2015; 53:933-971.
3. Seror O. Ablative therapies: Advantages and disadvantages of radiofrequency, cryotherapy, microwave and electroporation methods, or how to choose the right method for an individual patient? Diagnostic and Interventional Imaging. 2015; 96 (6):617-24
4. Goldberg SN, Gazelle GS, Mueller PR. Thermal ablation therapy for focal malignancy: A unified approach to underlying principles, techniques, and diagnostic imaging guidance. Am J Roentgenol. 2000; 174(2):323-31.
5. Ahmed M. Image-guided tumor ablation: Standardization of terminology and reporting criteria- a 10-year update. Radiology. 2014; 273(1):241-60.
6. Grupo de Investigación sobre Terapias de Ablación en Cirugía Oncológica (METABLATE). Kouri BE, Abrams RA, Al-Refaie WB, Azad N, Farrell J, Gaba RC, et al. ACR appropriateness criteria radiologic management of hepatic malignancy. J Am Coll Radiol. 2016; 13(3):265-73.

7. Lahat E, et al. Complications after percutaneous ablation of liver tumors: a systematic review. Hepatobiliary Surg Nutr 2014;3(5):317-323.
8. Tanis E, Nordlinger B, Mauer M, et. al.: Local recurrence rates after radiofrequency ablation or resection of colorectal liver metastases. Analysis of the European Organisation for Research and Treatment of Cancer #40004 and #40983. Eur J Cancer 2014; 50: 912-919.
9. Gillams A, Goldberg N, Ahmed M, et. al.: Thermal ablation of colorectal liver metastases: a position paper by an international panel of ablation experts, the interventional oncology sans frontières meeting 2013. Eur Radiol 2015; 25: 3438-3454.
10. Shady W, Petre EN, Do KG, et. al: Percutaneous microwave versus radiofrequency ablation of colorectal liver metastases: Ablation with clear margins (A0) provides the best local tumor control. J Vasc Int Radiol 2018; 29: 268-275.
11. Meijerink MR, Puijk RS, van Tilborg AAJM, et. al.: Radiofrequency and microwave ablation compared to systemic chemotherapy and to partial hepatectomy in the treatment of colorectal liver metastases: A systematic review and meta-analysis. Cardiovasc Int Radiol 2018; 41: 1189-1204.
12. Shady W, Petre EN, Gonen M, et al: Percutaneous Radiofrequency ablation of colorectal cancer liver metastases: Factors affecting outcomes a 10-year experience at a single center. Radiology 2016; 278: 601-611.
13. Gu Y, Huang Z, Gu H, et. al.: Does the Site of the Primary Affect outcomes when ablating colorectal liver metastases with radiofrequency ablation? Cardiovasc Int Radiol 2018; 41: 912-919.
14. Yamashita S, Odisio B, Huang S, et. al.: Embryonic origin of primary colon cancer predicts survival in patients undergoing ablation for colorectal liver metastases. HPB 2019; 21: S584-S5S5.
15. Kishore SA, Drabkin MJ, Sofocleous CT: Fluorodeoxyglucose-PET for ablation treatment planning, intraprocedural monitoring, and response. PET Clinics 2019; 14: 427-436.
16. Cornelis FH, Petre EN, Vakiani E, et. al.: Immediate Postablation18F-FDG injection and corresponding SUV are surrogate biomarkers of local

tumor progression after thermal ablation of colorectal carcinoma liver metastases. J Nucl Med 2018; 59: 1360-1365.

17. Ahmed M, Solbiati L, Brace CL, et al.: Image-guided tumor ablation: standardization of terminology and reporting criteria–A 10-year update. Radiology 2014; 273: 241-260
18. Garnon J, Cazzato RL, Caudrelier J, et al.: Adjunctive Thermoprotection during percutaneous thermal ablation procedures: Review of current techniques. Cardiovasc Int Radiol 2018; 42: 344-357.
19. Solbiati M, Muglia R, Goldberg SN, et al.: A novel software platform for volumetric assessment of ablation completeness. Int J Hyperther 2019; 36: 336-342.
20. Mauri G, Porazzi E, Cova L, et al.: Intraprocedural contrast-enhanced ultrasound (CEUS) in liver percutaneous radiofrequency ablation: Clinical impact and health technology assessment. Insights Imaging 2014; 5: 209-216.

Capítulo 2: Ablación por radiofrecuencia

INTRODUCCIÓN

La ablación por radiofrecuencia intraoperatoria (IRFA) de metástasis hepáticas fue reportada por primera vez por Curley et al. (1) en 1999 y Elias et al. (2) en el año 2000.

La RFA representa la modalidad de ablación percutánea basada en energía más antigua y más estudiada hasta la fecha. Esta técnica utiliza corriente eléctrica alterna de alta frecuencia, en el rango de radiofrecuencia de 200 a 1200 Mhz, que se vehiculiza al área tumoral mediante un electrodo de aguja colocado en el tejido diana ya sea por vía percutánea o laparoscópica. La ablación se puede efectuar en diferentes situaciones:

- Como única opción terapéutica.
- Combinada con tratamiento quirúrgico.
- Como tratamiento inicial y posterior terapéutica definitiva
- Asociada a tratamiento quimioterápico neo-adyuvante. Que lo prepara para un tratamiento posterior (trasplante hepático).

El tamaño de las lesiones no condiciona en la actualidad el tratamiento con radiofrecuencia. Sin embargo, la eficacia del tratamiento desciende notablemente al tratar lesiones con un diámetro superior a 8 cm, aunque se efectúen en dos o tres sesiones.

Es imprescindible localizar las lesiones hepáticas con control preferiblemente ecográfico para poder efectuar el tratamiento ablativo. Lesiones de pequeño tamaño localizadas especialmente en la parte postero-superior del lóbulo derecho son difícilmente accesibles, dada la proximidad del diafragma y pulmón, y requieren para su tratamiento una amplia experiencia en punciones hepáticas.

El número de lesiones pude condicionar la necesidad de efectuar el tratamiento en varias sesiones.

MECANISMO DE ACCION

La RFA provoca la muerte celular gracias a la necrosis por termocoagulación. El mecanismo de muerte celular en la RFA se basa en la disipación de la energía eléctrica como calor de fricción (Fig. 1). Por lo tanto, la efectividad de la RFA depende de la conductividad de los tejidos, que está fuertemente correlacionada con el contenido de agua. Se utilizan clínicamente dos tipos de dispositivos RFA:

- La RFA monopolar (MP) emplea una antena única. Se insertan electrodos intratumorales centrados en el área a destruir. Para metástasis menores de 3,0 cm, el modo monopolar proporciona de forma fiable zonas esféricas reproducibles de necrosis. Para lesiones más grandes, pueden ser necesarias aplicaciones multifocales o superpuestas múltiples de RFA (3).
- la RFA bipolar (BP) usa antenas duales, o dos electrodos en la misma antena uno frente al otro, que originan una ablación de un volumen tumoral mucho mayor en comparación con la MP en una sola ablación. Se ve menos afectada por el efecto disipador de calor en comparación con la MP (4)

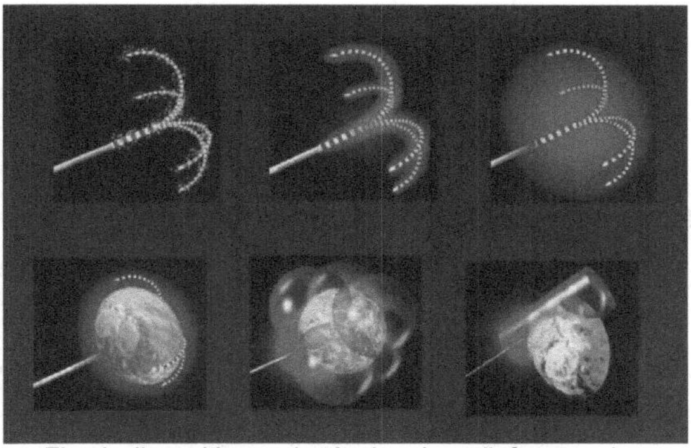

Fig. 1: dispositivo en la técnica de radiofrecuencia.

De acuerdo con el tamaño y la forma de la punta de la aguja, se genera un área esférica ablacionada generalmente de 2 a 5 cm de diámetro en unos 10 a 30 minutos. La zona de calentamiento del tejido activo se limita a unos pocos milímetros que rodean el electrodo activo, y el resto de la zona de ablación se calienta mediante conducción térmica. Con un aumento en el tamaño de la lesión, la eficacia del tratamiento disminuye, ya que el resultado máximo se obtiene para volúmenes inferiores a 3,5 cm. La RFA está limitada por el aumento de la impedancia y una temperatura local excesiva. Existen varios dispositivos técnicos para evitar este efecto, como el control de la temperatura o la impedancia durante el procedimiento o la instilación simultánea de solución salina en el tejido que rodea la aguja de radiofrecuencia (5, 6,7). Temperaturas por encima de 100°C conducen a la deshidratación y carbonización del tejido, limita la capacidad de calentamiento de una sonda RFA y también hace que la RFA sea especialmente sensible al efecto disipador de calor de la sangre que fluye en los vasos adyacentes.

MODALIDADES DE RFA Y PAUTAS DE UTILIZACIÓN

1. _Modalidades de RFA_: La RFA se puede aplicar de diferentes formas:

- ***Vía percutánea***: La RFA percutánea generalmente se usa para tratar a pacientes con metástasis hepáticas que tienen un alto riesgo de cirugía. La RFA percutánea guiada por ultrasonido (Fig. 2) permite un tratamiento ambulatorio rápido y económico con relativa facilidad de acceso. es la más frecuentemente utilizada.

- ***Cirugía laparoscópica:*** El abordaje laparoscópico mínimamente invasivo se puede realizar de forma ambulatoria. Tiene la mayoría de las ventajas de un enfoque abierto, aunque con algunas limitaciones debido a las dificultades técnicas de la movilización hepática laparoscópica y la realización de ultrasonido. Tiene su principal indicación en lesiones periféricas donde el riesgo de sangrado es más elevado o cuando se requiere en pacientes sin cirugía previa una mayor exploración de cavidad abdominal o del parénquima hepático.
- ***Cirugía abierta***: Los beneficios de un enfoque quirúrgico para la ARF son: estadificación intraabdominal óptima (detección de carcinomatosis insospechada y aumento de la sensibilidad diagnóstica de la ecografía intraoperatoria), la capacidad de realizar resección simultánea, realizar la maniobra de Pringle y proteger mejor los órganos adyacentes. Se emplea cuando se asocia una cirugía de resección hepática mayor o se precisa la liberación quirúrgica del hígado de estructuras anatómicas íntimamente adheridas al mismo en pacientes previamente intervenidos.

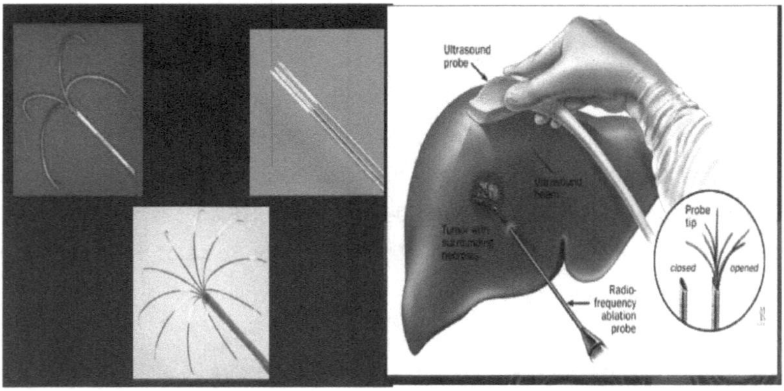

Fig. 2: Ablación por radiofrecuencia guiado por ecografía

Se han detallado una serie de ventajas y desventajas de cada vía de abordaje que resumimos en la tabla 1 (8, 9)

Tabla1: ventajas y desventajas de las vías de abordaje para la RFA

	Ventajas	Desventajas
Vía percutánea	Permite un tratamiento ambulatorio rápido y económico con relativa facilidad de acceso	Incapacidad de evaluar con precisión la adecuación de la zona de lesión térmica
		Falta de fiabilidad cuando se utiliza en ciertos lugares
	Uso anestesia local	La ecografía intraoperatoria tiene peor estadificación tumoral
Vía abierta	Realizar maniobra de Pringle	Técnica invasiva
	Combina RFA + resección hepática	>índice hospitalización y recuperación
		Necesidad de anestesia general
		Aumento de los costos
limitaciones	Mejor identificación márgenes tumorales y nódulos satélites	Técnica difícil para tumores profundos y en segmentos VI, VII y VIII
	Mejores resultados de coagulación completa	

2. *<u>Las pautas de utilización</u>* para RFA son:

- El número de lesiones no debe considerarse una contraindicación absoluta para la RFA, pero la mayoría de los centros tratan preferentemente a pacientes con ≤5 lesiones.
- Las mejores tasas de ablación completa se logran en lesiones con un diámetro máximo de ≤3 cm.
- La localización del tumor puede ser un problema en caso de:
    - lesiones en la superficie del hígado debido a la lesión térmica de las estructuras adyacentes (aunque este riesgo puede mitigarse mediante la infusión percutánea previa a la ablación de líquido de dextrosa en el espacio entre el

hígado y el intestino adyacente, la pared abdominal o el diafragma)

- lesiones adyacentes al hilio hepático (riesgo de lesión térmica de la vía biliar)
- lesiones adyacentes a grandes vasos hepáticos (debido al fenómeno del disipador de calor)

INDICACIONES Y CONTRAINDICACIONES DE LA RFA

1. ***Indicaciones*** (tabla 2)

a. La RF abierta está indicada:

- cuando existe una intención curativa
- en tumores localizados muy profundos en el parénquima hepático e inaccesibles mediante el abordaje laparoscópico
- en el paciente que tiene metástasis sincrónicas al poderse combinar con la resección del tumor primario (10).

b. La RF percutánea está indicada:

- en pacientes con mayor riesgo para la RF por laparoscopia abierta
- cuando se realiza con fines paliativos, para mejorar el control local, prevenir el crecimiento o prolongar la vida
- en pacientes que presentan una recidiva después de una RF o con lesiones progresivas (11);
- en pacientes que rechazan la resección hepática.

c. La RF por laparoscopia está indicada cuando existe una intención curativa. Es un método menos invasivo, con una menor estancia hospitalaria, una recuperación precoz del paciente y con menor dolor postoperatorio que con la RF abierta. La ecografía intraoperatoria laparoscópica permite una mejor estadificación tumoral que con la ecografía percutánea, diagnostica un 30-38% de lesiones hepáticas no visualizadas en el preoperatorio, lo cual mejora los resultados de la RF (12). Con la laparoscopia se observa enfermedad extrahepática previamente no diagnosticada por las pruebas de imágenes en un 12% de las ocasiones

Tabla 2: indicaciones de la RFA

RFA PERCUTÁNEA	*RFA CIRUGIA ABIERTA*	*RFA LAPAROSCOPICA*
En tratamiento paliativo	Intención curativa	Intención curativa
Recidiva después de RF	Tumores intraparenquimatosos profundos	En metástasis periféricas accesibles
Rechazo de resección hepática	Metástasis sincrónicas	
Mayor riesgo para FR con cirugía abierta		

2. ***Limitaciones*** y **contraindicaciones** generales de la ARF se indican en la tabla 3. La RFA es una terapia eficaz, segura y de amplia disponibilidad (13). Los principales límites son:

- las altas frecuencias de recurrencia local, principalmente para lesiones mayores de 3 cm (14)

- una posible ablación incompleta de la lesión cerca de grandes vasos (>3 mm de diámetro). En este contexto, se requieren múltiples colocaciones de sondas superpuestas para lograr zonas de ablación más grandes, lo que hace que el procedimiento consuma más y sea menos seguro para el paciente (14).

Tabla 3: limitaciones y contraindicaciones de la ablación por radiofrecuencia

Limitaciones	Contraindicaciones
Tumores > 3cm no consigue necrosis completa del tumor	Dilatación de conductos biliares intrahepaticos
Difícil acceso a tumores próximos a estructuras vasculares	Coagulopatia intratable
Difícil acceso a tumores en ciertos segmentos	anastomosis bilioentericas
Lesiones subcapsulares pueden fragmentarse al interior del peritoneo	Tumores ubicados < 1 cm de la vía biliar principal por riesgo de estenosis tardía de la vía biliar principal.
Daño en la vesícula por ablación de segmento IVb y V	
Pacientes con cirrosis el manejo es más complicado	
Nódulos satélites y patrón de crecimiento infiltrante	
Variabilidad en conductividad eléctrica y témica	

LOCALIZACIONES DE ALTO RIESGO
1. Adyacente a grandes vasos: a < 5mm de una rama primaria o secundario de la vena porta, base de venas suprahepáticas o VCI 2. Adyacente a órganos extrahepáticos: a < 5mm de coración, pulmón, vesícula, riñón derecho o tracto GI

COMPLICACIONES

Las complicaciones son bajas y se pueden dividir en tempranas y tardías (más de 30 días). Se asocian al número de sesiones realizadas y no al tamaño tumoral ni al tipo de equipo utilizado. Mulier et al describió que las complicaciones mediante radiofrecuencia por vía percutánea, laparoscópica o laparotomía fueron de 7,2%, 9,5% y 9,9% respectivamente. Los factores de riesgo identificados para las complicaciones incluyen (15):

- Bilirrubina > 2.0 mmol / dL
- Cirrosis
- Ubicación del tumor subcapsular o central profundo,
- Tumores múltiples que requieren múltiples aplicaciones de RFA
- Presencia de una anastomosis biliar-entérica
- Experiencia del cirujano de < 50 procedimientos.

Algunas complicaciones son específicas de la RFA y, por lo tanto, también pueden ser inducidas por la IRFA. Algunas complicaciones ocurren con mayor frecuencia con la ARF percutánea que con la vía quirúrgica abierta. Las complicaciones notificadas con mayor frecuencia son:

- Sangrado (1,6%):
- Absceso (1,1%): Aparecen después de un período asintomático que va de los 8 días a los 5 meses. Es habitual la presencia de una baja cantidad de gas en la zona necrótica durante el mes posterior a la RFA. La diabetes mellitus, la anastomosis bilioentérica y antecedentes de esfinterotomía, stent biliar, estenosis biliares, etc., son factores de

riesgo para el absceso hepático después de procedimientos de ablación por RFA. (16)

- Lesión ductal biliar (1%) y estenosis: Las estenosis biliares aparecen después de la curación fibrosa del daño térmico del tracto biliar. Muchas de estas estenosis biliares son asintomáticas y no requieren tratamiento. Las estenosis biliares que ocurren cerca del tracto biliar principal después de la RFA son sintomáticas y pueden tratarse con stent intrahepático o esfinterotomía endoscópica. (17)
- Siembra maligna del tracto punzante (0,9%): Se recomiendan punciones indirectas a través de un área de hígado sano y coagulación del tracto para reducir el riesgo de sangrado e implantación tumoral, especialmente para lesiones subcapsulares. (18)
- perforación gastrointestinal (0,3%),
- neumotórax y/o derrame pleural
- Colecistitis aguda: La colecistitis debida a lesión térmica es excepcional y es asintomática en la mayoría de los casos. El riesgo de perforación de la vesícula biliar está presente solo cuando los tumores grandes se encuentran adyacentes a la vesícula biliar
- Trombosis vascular: son causadas por daño endotelial térmico. La oclusión vascular aumenta el riesgo de trombosis vascular, especialmente cuando la distancia es < 5 mm. Las trombosis portales son más frecuentes en pacientes cirróticos y pueden complicarse con insuficiencia hepática. La trombosis de venas de <3 mm de diámetro es común después de IRFA, son asintomáticas y la regresión espontánea se observa a menudo después de 2 meses. La trombosis vascular relacionada con la hipertermia solo se observa en vasos menores de 3 mm y son asintomáticas. Los vasos de mayor calibre están protegidos por el efecto de enfriamiento continuo del flujo sanguíneo. (19)
- Las quemaduras en la piel son raras desde la introducción de sistemas modernos que utilizan placas de conexión a tierra con una superficie mucho más grande. Las quemaduras en la piel ocurren cuando la superficie de dispersión es inadecuada para la potencia de radiofrecuencia.

EVALUACIÓN DEL EFECTO TERAPÉUTICO.

El éxito de la ARF depende de varios parámetros:

- la capacidad de detectar y atacar todas las lesiones que necesitan tratamiento
- capacidad de controlar en tiempo real el alcance
- La eficacia del tratamiento (imágenes por ecografía, tomografía computarizada o resonancia magnética).

La recidiva local en los tumores hepáticos menores de 3 cm después del tratamiento mediante radiofrecuencia por laparoscopia y/o laparotomía es del 3,6% frente a la percutánea que es del 16%. En los tumores mayores de 5 cm en la percutánea llega hasta un 60% y en la laparotomía y/o laparoscópica se encuentra entre un 40-50%. Los dos factores que más influyen en la recidiva tumoral postradiofrecuencia son:

- Tamaño tumoral: Los tumores menores de 3 cm tienen un mejor pronóstico
- Tipo abordaje de tratamiento: el abordaje laparoscópico y/o laparotómico tienen un mejor pronóstico, proporcionan un mejor control tumoral y de diagnóstico de lesiones hepáticas ocultas mediante la ecografía intraoperatoria que no eran conocidas previamente.

Las tasas de recurrencia tumoral local variaban del 6% al 40% y estaban relacionadas con el tamaño, el número y la ubicación de las lesiones (21). La RFA tiene una mortalidad de 0 a 2% y la tasa de morbilidad informada con mayor frecuencia es de 6 a 9. (21)

BIBLIOGRAFIA

1. Curley SA, Izzo F, Delrio P, Ellis LM, Granchi J, Vallone P, et al. Ablation par radiofréquence des tumeurs malignes hépatiques primaires et métastatiques non résécables: résultats chez 123 patients. Ann Surg. 1999; 230:1–8.
2. Elias D, Goharin A, El OA, Taieb J, Duvillard P, Lasser P, et al. Usefulness of intraoperative radiofrequency thermoablation of liver tumors associated or not with hepatectomy. Eur J Surg Oncol. 2000; 26 :763–76
3. Goldberg SN, Gazelle GS, Mueller PR. Thermal Ablation Therapy for Focal Malignancies: A Unified Approach to Underlying Principles, Techniques, and Imaging Guidance. AJR Am J Roentgenol 2000; 174:323–331.
4. Strap CL. Radiofrequency and microwave ablation of the liver, lung, kidney and bone: what are the differences? Curr Probl Diag Radiol 2009; 38:135–143.
5. Crocetti L, de Baere T, Lencioni R. Quality improvement guidelines for radiofrequency ablation of liver tumours. Cardiovasc Intervent Radiol 2010; 33:11–17.
6. Shimizu A, Ishizaka H, Awata S et al. Enlargement of the volume of radiofrequency ablation by injection of saturated saline solution of NaCl into the vaporization zone. Acta Radiol 2009; 50: 61–64.
7. Cirocchi R., Trastulli S., Boselli C., Montedori A., Cavaliere D., Parisi A., et. al.: Radiofrequency ablation in the treatment of liver metastases from colorectal cancer. Cochrane Database Syst Rev 2012; 6: CD006317.
8. Iwai S., Sakaguchi H., Fujii H., Kobayashi S., Morikawa H., Enomoto M., et. al.: Benefits of artificially induced pleural effusion and/or ascites for percutaneous radiofrequency ablation of hepatocellular carcinoma located on the liver surface and in the hepatic dome. Hepatogastroenterology 2012; 59: 546-550.

9. Dodd G.D., Napier D., Schoolfield J.D. and Hubbard L.: Percutaneous radiofrequency ablation of hepatic tumors: postablation syndrome. AJR Am J Roentgenol 2005; 185: 51-57.
10. Machi F, Uchida S, Sumida K, Limm WM, Hundahl SA, Oishi AJ, et al. Ultrasound-guided radiofrequency thermal ablation of liver tumors percutaneous, laparoscopic, and open surgical approaches. J Gastrointestinal Surg 2001; 5: 477-89.
11. Wood TF, Rose DM, Cheng M, Allegra DP, Foshag LJ, Bilchik AJ. Radiofrequency ablation of 231 unresectable hepatic tumors: Indications, limitations, and complications. Ann Surg Oncol 2000; 7: 593-600.
12. Smith MK, Mutter D, Forbes LE, Mulier S, Marescaux J. The physiologic effect of the pneumoperitoneum on radiofrequency ablation. Surg Endosc 2004; 18: 35-8.
13. Van Cutsem E, Cervantes A, Adam R et al. ESMO consensus guidelines for the treatment of patients with metastatic colorectal cancer. Ann Oncol 2016; 27:1386–13422.
14. Kim SK, Rhim H, Kim YS et al. Radiofrequency thermal ablation of liver tumors: pitfalls and challenges. Images of the abdomen. 2005; 30:727–733.
15. Zagoria RJ, Chen MY, Shen P, Levine EA. Complications of radiofrequency ablation of liver metastases. I'm Surgery. 2002; 68: 204–209.
16. Elias D, Di PD, Gachot B, Menegon P, Hakime A, De Baere T. Liver abscess after radiofrequency ablation of tumors in patients with a biliary tract procedure.Gastroenterol Clin Biol. 2006; 30:823–827.
17. Kim SH, Lim HK, Choi D, Lee WJ, Kim SH, Kim MJ, et al. Bile duct changes after radiofrequency ablation of hepatocellular carcinoma: frequency and clinical significance. AJR Am J Roentgenol. 2004; 183:1611–1617.
18. Livraghi T., Lazzaroni S., Meloni F., Solbiati L.: Risk of tumour seeding after percutaneous radiofrequency ablation for hepatocellular carcinoma. Br J Surg 2005; 92: 856-858.

19. Lu D.S., Raman S.S., Vodopich D.J., Wang M., Sayre J., Lassman C.: Effect of vessel size on creation of hepatic radiofrequency lesions in pigs: assessment of the "heat sink" effect. AJR Am J Roentgenol 2002; 178: 47-51.
20. Leyendecker J.R., Dodd G.D., Halff G.A., McCoy V.A., Napier D.H., Hubbard L.G., et. al.: Sonographically observed echogenic response during intraoperative radiofrequency ablation of cirrhotic livers: pathologic correlation. AJR Am J Roentgenol 2002; 178: 1147-1151.
21. Wong SL, Mangu PB, Choti MA. American Society of Clinical Oncology 2009 review of clinical evidence on radiofrequency ablation of liver metastases from colorectal cancer. J Clin Oncol. 2010; 28:493–508.

Capítulo 3: Ablación por microondas

INTRODUCCION Y TECNICA

La ablación con microondas es una técnica ablativa posterior a la radiofrecuencia (1). La técnica se basa en la utilización de ondas electromagnéticas. El campo electromagnético genera una destrucción por calor homogéneo causando la necrosis por coagulación del tejido tumoral (2)

La técnica inicial, que constaba de una antena generadora de microondas, se ha ido perfeccionando desde el año 2007 hasta el momento actual, de manera que existen dispositivos con aplicadores más largos y con varias antenas, además de un sistema de refrigeración para estas antenas. Entre las mejoras en la MWA de última generación se observa un acortamiento del tiempo de ablación y la generación de un campo intenso de forma casi esférica que mejora la extensión de coagulación del tejido. (Fig. 1)

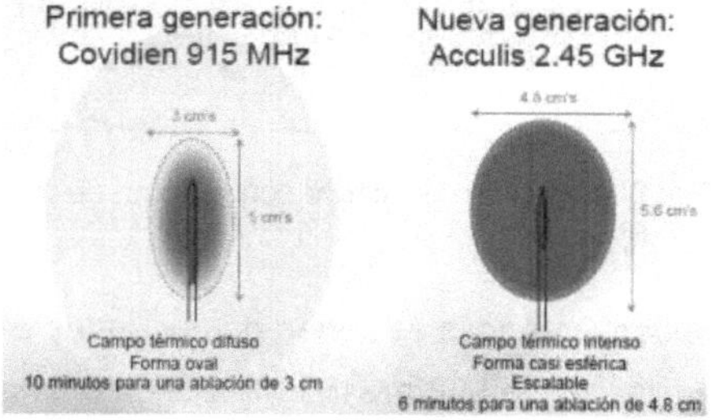

Fig. 1: mejoras de ablación de los últimos modelos

El objetivo de la ablación térmica es calentar los tejidos diana a temperaturas que puedan inducir necrosis coagulativa inmediata (típicamente superior a 60 °C). Un tratamiento completo debe cubrir el tumor más un margen de seguridad de 5-10 mm (análogo a un margen quirúrgico) sin afectar el parénquima sano y las estructuras vulnerables no diana (3, 4,5). En la ablación MW, el mecanismo de generación de calor se basa en el rápido movimiento de fricción de las moléculas de agua en el campo electromagnético de alta frecuencia. Las microondas son capaces de calentar y propagarse eficazmente a través de muchos tipos de tejido, incluso aquellos con baja conductividad eléctrica, alta impedancia o baja conductividad térmica. Actualmente existen 3 generaciones de dispositivos comercializados que constan de: 1) un generador de ondas electromagnéticas programable, 2) un aplicador o aplicadores desechables para la liberación directa de energía en el cuerpo del paciente, 3) un aplicador intersticial para su uso vía percutánea o intraoperatoria, 4) un aplicador flexible (uso intracavitario) y 5) una bomba peristáltica para la circulación forzada de líquido en el interior del aplicador en el uso con fines de refrigeración, la tercera generación presenta sistemas de refrigeración de antena incorporados y generadores de alta potencia (6,7). (Fig.2)

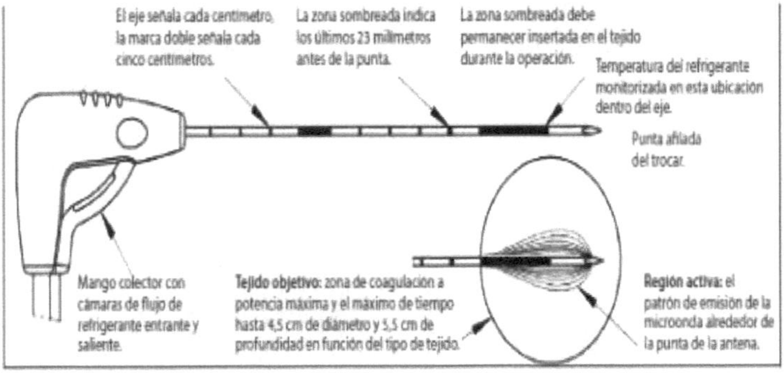

Fig. 2: dispositivo aplicador con sistema de refrigeración

La radiación por microondas es generada por ondas electromagnéticas a determinada frecuencia, desde 900 a 2450 MHz. Mediante este procedimiento se consigue la reducción del tumor y/o su ablación completa (8). Entre las mejoras en la AMO de última generación se observa un acortamiento del tiempo de ablación y la generación de un campo intenso de forma casi esférica que mejora la extensión de coagulación del tejido.

Existen diferentes formas de realizar MWA (percutánea, laparoscópica o cirugía abierta). El enfoque percutáneo ofrece varias ventajas (3,9), es el menos invasivo, relativamente costoso, se puede realizar de forma ambulatoria y se puede repetir para tratar tumores recurrentes. Todos los pacientes deben someterse a ecografía (US) que es la más útil, ecografía con contraste (CEUS) y tomografía computarizada (TC) con contraste o resonancia magnética (RM) mejorada con gadolinio para delinear el tumor objetivo antes del MWA (10).

Para destruir posibles micrometástasis o focos microscópicos alrededor del tumor y evitar la progresión local del tumor, se ha recomendado la ablación con un margen de 5-10 mm alrededor del tumor (11). En muchos casos, pueden ser necesarias múltiples ablaciones superpuestas para crear el tamaño de zona de ablación necesario. Las ablaciones superpuestas se pueden crear de 2 maneras: a) inserciones múltiples de una sola antena para crear zonas de ablación superpuestas de manera secuencial o b) múltiples antenas que se ablacionan simultáneamente para crear una zona de ablación confluente

INDICACIONES Y CONTRAINDICACIONES

1. ***Indicaciones:*** las Guías Clínicas sobre ablación de tumores hepáticos por microondas, recomiendan su utilización tanto con intención curativa como paliativa. Las indicaciones de tratamiento curativo coinciden con los criterios de Milan (12). La indicación de la AMO se remite a paciente con estas características que tengan contraindicada la cirugía que es la indicada en esta situación por las Guías Europeas (EASL-European Association for the Study of the Liver (13). Las indicaciones actuales de ablación tumoral se expandan también al colangiocarcinoma intrahepático (14) (Cuadro1).

Cuadro1: Indicaciones de tratamiento de ablación con microondas

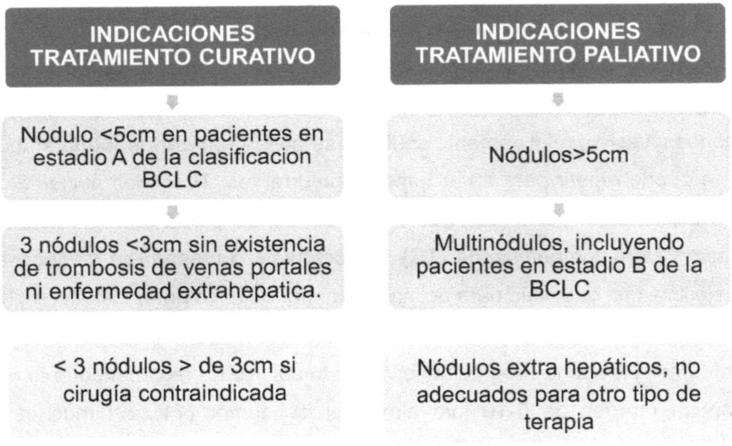

2. Entre las ***contraindicaciones*** destaca su uso en pacientes con marcapasos u otros implantes electrónicos que podría deberse a las elevadas temperaturas que se alcanzan en las ablaciones (por encima de 100ºC) y que se transmite a las zonas adyacentes (Fig.3)

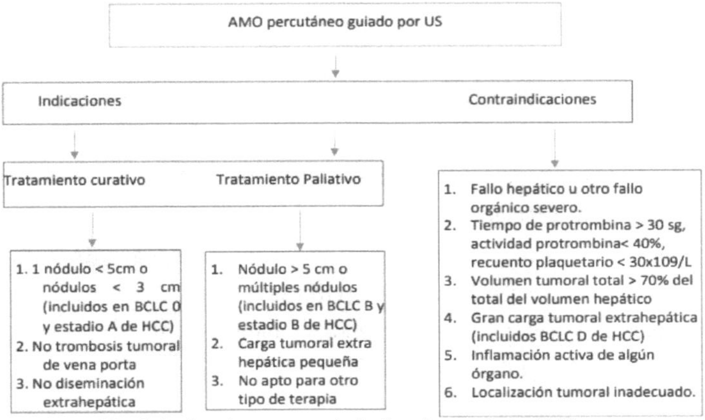

Fig. 3: indicaciones y contraindicaciones de la AMO

COMPLICACIONES

La ablación por microondas produce complicaciones mayores y menores que se describen en la tabla 1

Tabla 1: Complicaciones del tratamiento de ablación con microondas

Complicaciones mayores	Complicaciones menores
Sangrado intraperitoneal	**Inmediatas:**
Trombosis vena porta	Dolor
Hematoma intrahepático	Síndrome post-ablación
Fuga biliar	Quemadura cutánea
Bilioma	
Lesión del conducto biliar / estenosis biliar	**Peri procedimiento:**
Disfunción hepática	Fiebre
Absceso hepático	Derrame pleural asintomático
Perforación intestinal	Adelgazamiento pared vesicular
Hernia diafragmática	Shunt arterio-portal asintomático
Hemotórax / Derrame pleural refractario	
Siembra tumoral	**Tardías:**
Quemaduras	Contracción conducto biliar
Empiema	

En los últimos años se ha realizado una comparativa entre la ablación con radiofrecuencia y la ablación con microondas en todos sus aspectos (15,16). En la tabla 2 mostramos las características de similitud y diferencias de cada técnica.

Tabla 2: comparación de método de ablación por radiofrecuencia y microondas

ARF	AMO
• Corriente eléctrica • Precisa almohadilla de conexión a tierra (riesgo de quemaduras) • La carbonización de tejido y la ebullición aumentan la impedancia y reducen la energía eléctrica y la conductividad • Menor Tª intratumoral • Más dolor tras el procedimiento • Zona de ablación no predecible • Efecto sumidero • Tratamiento de nódulos solitarios y lesiones múltiples • Mayor duración de las sesiones • Menor volumen de ablación • Tasa de complicaciones similares • Contraindicados los clips metálicos y marcapasos	• Energía electromagnética • No precisa almohadilla de conexión a tierra (riesgo de quemaduras por elevada Tª) • Calentamiento del tejido rápido y homogéneo • Polarización iónica • Elevada Tª intratumoral • Menor dolor post procedimiento • Zona de ablación predecible • Menor susceptibilidad al efecto sumidero • Tratamiento simultáneo de lesiones múltiples • Menor duración de las sesiones • Mayor volumen de ablación • Inicialmente, los clips quirúrgicos no estarían contraindicados, pero si están contraindicados los pacientes con marcapasos e implantes eléctricos.

BIBLIOGRAFIA

1. K T. A new operativa procedure for hepatic surgery using a microwave tissue coagulator. Nippon Geka Hokan. 1979; 48:160-72.
2. AR G. Image guided tumour ablation. Cancer Imaging. 2005; 5:103-9.
3. Vogl TJ, Nour-Eldin NA, Hammerstingl RM, Panahi B, Naguib NNN. Microwave ablation (MWA): Basics, technique and results in primary and metastatic liver neoplasms. Rofo 2017; 189:1055–1066.
4. Meloni MF, Chiang J, Laeseke PF, et al. Microwave ablation in primary and secondary liver tumours: technical and clinical approaches. Int J Hyperthermia 2017; 33:15-24.
5. Seror O. Ablative therapies: Advantages and disadvantages of radiofrequency, cryotherapy, microwave and electroporation methods, or how to choose the right method for an individual patient? Diagn Interv Imaging 2015; 96:617-624.

6. Lubner MG, Brace CL, JL H, [et al.]. Microwave Tumor Ablation: Mechanism of Action, Clinical Results, and Devices. J Vasc Interv Radiol. 2010; 21: S192-S203.
7. Imajo K, Ogawa Y, Yoneda M, Saito S, Nakajima A. A review of conventional and newer generation microwave ablation systems for hepatocellular carcinoma. J Med Ultrason 2020; 47:265-277
8. Poulou LS, Botsa E, Thanou I, Ziakas PD, Thanos L. Percutaneous microwave ablation vs radiofrequency ablation in the treatment of hepatocellular carcinoma. World J Hepatol. 2015; 7(8):1054-63.
9. Baker EH, Thompson K, McKillop IH, et al. Operative microwave ablation for hepatocellular carcinoma: a single center retrospective review of 219 patients. J Gastrointest Oncol 2017; 8:337-346.
10. Kurumi Y, Tani T, Naka S, et al. MR-guided microwave ablation for malignancies. Int J Clin Oncol 2007; 12:85-93.
11. Patel PA, Ingram L, Wilson ID, Breen DJ. No-touch wedge ablation technique of microwave ablation for the treatment of subcapsular tumors in the liver. J Vasc Interv Radiol 2013; 24:1257-1262.
12. Starr MKZ, Milan. Multiple criteria decision making, Amsterdam, North Holland1977.
13. European Association for the Study of the L, European Organisation for R, Treatment Of C. EASL-EORTC clinical practice guidelines: management of hepatocellular carcinoma. J Hepatol. 2012; 56(4):908-43.
14. Zhang K, Yu J, Yu X, et al. Clinical and survival outcomes of percutaneous microwave ablation for intrahepatic cholangiocarcinoma. Int J Hyperthermia 2018; 34:292–297.
15. Seror O. Ablative therapies: Advantages and disadvantages of radiofrequency, cryotherapy, microwave and electroporation methods, or how to choose the right method for an individual patient? Diagnostic and Interventional Imaging. 2015; 96 (6):617-24.
16. Yu J, Liang P, Yu X, Liu F, Chen L, Y W. A comparison of microwave ablation and bipolar radiofrequency ablation both with an internally cooled probe: results in ex vivo and in vivo porcine livers. Eur J Radiol. 2011; 79:124-30.

Capítulo 4: Ablación por electroporación irreversible

INTRODUCCION

La IRE es una tecnología de ablación más nueva en comparación con RFA o MWA; que, a diferencia de ambas, no es térmico. Al administrar pulsos eléctricos directos de alto voltaje y baja energía a las células tumorales, la IRE desencadena la apoptosis y conduce a la muerte celular controlada.

El término electroporación es un fenómeno que se conoce desde hace varias décadas, alude al incremento de la permeabilidad de la membrana celular mediante campos eléctricos de magnitud elevada. Estos campos son capaces de alterar el potencial de reposo de la membrana celular de forma que la estructura de la bicapa lipídica se desequilibra dando lugar a poros. Cuando los pulsos son de baja magnitud, el proceso es reversible, ya que la célula es capaz de reparar estos defectos y puede seguir viviendo; sin embargo, con campos eléctricos elevados, la célula no puede reparar los defectos y ello conduce a la muerte celular (1).

Los avances tecnológicos de las últimas décadas y el rápido desarrollo de diferentes técnicas de ablación guiada por imágenes han ampliado considerablemente las posibilidades terapéuticas para las metástasis hepáticas incurables quirúrgicamente. Para las metástasis que no son susceptibles de resección, ni de ablación térmica con ablación por radiofrecuencia o microondas debido a su proximidad a los vasos sanguíneos o los conductos biliares, la electroporación irreversible (IRE) se utiliza cada vez más (2).

TECNICA Y MECANISMO DE ACCIÓN

1. ***Técnica***: La electroporación irreversible es un procedimiento percutáneo o, con menor frecuencia, laparoscópico que requiere anestesia general y agentes bloqueantes neuromusculares; el paciente se coloca en posición de decúbito supino o lateral izquierdo. Lo importante es evitar la contracción muscular involuntaria que puede surgir accidentalmente de la estimulación eléctrica inducida por el procedimiento en las neuronas motoras. Las medidas exactas de la lesión objetivo se evalúan mediante US o TC, que determina el número y la configuración de los electrodos (Fig. 1). Hoy en día se emplean principalmente de dos a seis electrodos de aguja paralelos (0-1 mm. En el IRE hepático, la longitud de los electrodos se establece en 20 mm. (FIG.2). Se administran secuencialmente de 50 a 100 pulsos eléctricos. Para mitigar el riesgo de arritmia, el IRE se sincroniza con el ECG con el período refractario absoluto de las células miocárdicas (3); el pulso eléctrico debe ser aplicado exactamente 50µs después de la onda R para que coincida con el periodo refractario absoluto del miocardio en el ciclo cardiaco, siendo necesario que los pacientes se encuentren bajo anestesia general y bajo efecto de relajantes de la placa muscular tales como el rocuronio para evitar las contracciones musculares que desencadenan los pulsos. El IRE produce un campo eléctrico fuerte para desactivar permanentemente la homeostasis de las células objetivo e inducir la muerte celular; es obligatorio un campo eléctrico de 1000-1500 V/cm (4).

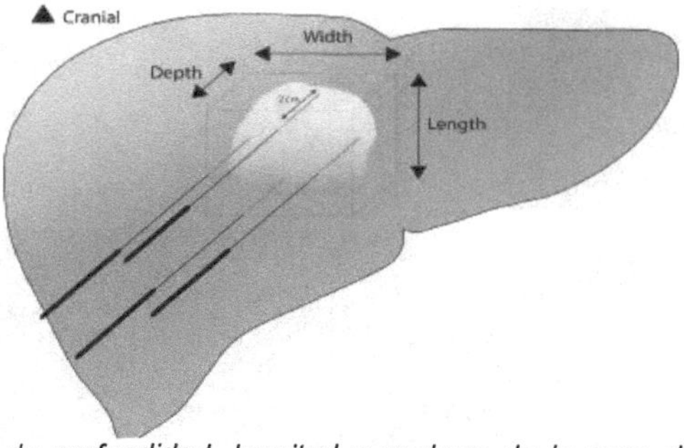

***Fig. 1**: Definición de profundidad, longitud y anchura de la zona de tratamiento en relación con la aplicación del electrodo.*

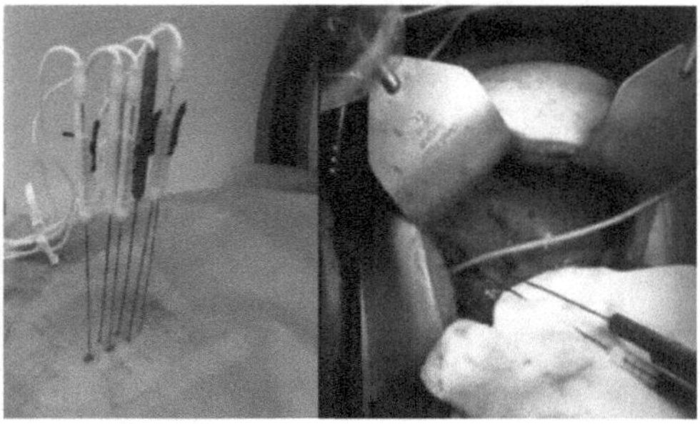

***Fig. 2**: IRE guiada por TAC (izquierda) y abierta (derecha)*

Los electrodos se colocan paralelos entre sí (angulación máxima de 10°) para promover un suministro de energía homogéneo. La zona de ablación debe cubrir completamente el tumor y un margen libre de tumor de al menos 5 mm en todas las direcciones (5). Debido a que la zona de ablación calculada se extiende al menos 5 mm hacia afuera de los electrodos, deben colocarse en el borde exterior o justo adyacente al tumor (6) (Fig. 3).

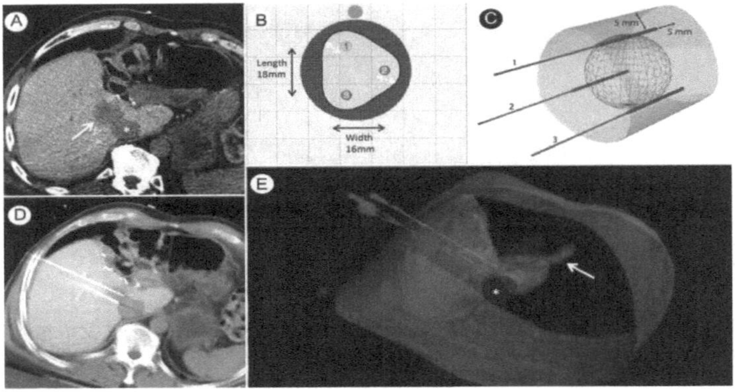

Fig. 3: (A) La TC pre-IRE muestra una lesión hipoatenuante central (flecha). El asterisco representa la vena cava inferior. (B) Planificación de la configuración del electrodo, con el círculo amarillo que representa el tumor, las flechas blancas representan el margen libre de tumor esperado. (C) Zona de ablación calculada que se extiende 5 mm hacia afuera desde cada electrodo en todas las direcciones. (D) Fluoroscopia por TC con 2 de 3 electrodos colocados en la periferia del tumor. (E) Reconstrucción tridimensional de los electrodos colocados en la periferia del tumor y la proximidad del tumor a la vena cava inferior (asterisco) y al conducto biliar común (flecha).

2. ***Mecanismo de acción:*** El sistema de la IRE se hace en forma de agujas en aplicación monopolar o bipolar y recibe el nombre de NanoKnife® (Angiodinamics, NY, EE. UU.) (Fig. 4).

   El mecanismo de muerte puede ser desde apoptosis a necrosis por coagulación, pero habitualmente no suele ser un mecanismo dependiente de la elevación de la temperatura del tejido. Esta última variedad, conocida como electroporación irreversible (IRE), es especialmente útil por la aparición de generadores más potentes. (7)

   El mecanismo de funcionamiento de IRE se basa en la energía eléctrica; los pulsos eléctricos de alto voltaje causan una interrupción irreversible de la membrana celular, lo que lleva a la muerte celular; mientras el tejido conectivo subyacente permanece intacto (8). Aunque el desarrollo de calor es un efecto secundario inevitable de los pulsos eléctricos, no se cree que este aumento de temperatura sea perjudicial para el tejido conectivo circundante. Por lo tanto, la incrustación de estructuras vulnerables como los conductos biliares y los vasos sanguíneos siguen siendo patentes. (9)

El mecanismo de acción, es inducir poros en la membrana celular que conducen a la apoptosis celular; ha demostrado su capacidad para destruir el tejido sin presentar los efectos indeseables de la ablación térmica tales como el "heat sink effect" que ocurre en la proximidad de los vasos sanguíneos. Asimismo, mantiene la integridad de la matriz extracelular, por lo que estructuras como los vasos sanguíneos y los ductos biliares no son afectadas por la electroporación irreversible (Fig. 6). Su utilización se ha ido extendiendo en los últimos años en la ablación hepática.

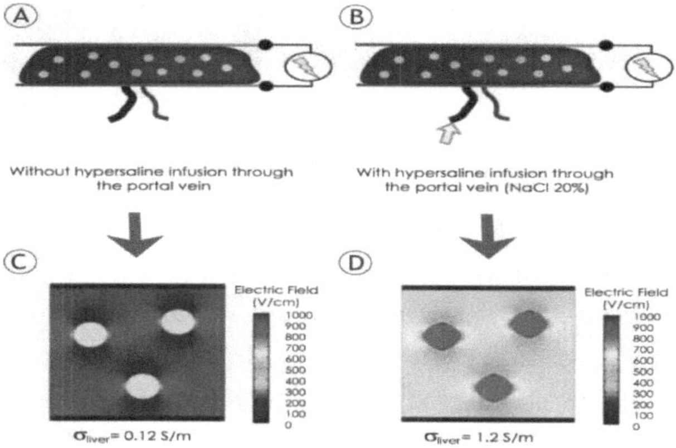

***Fig. 4:** esquema del mecanismo acción de la electroporación*

Appelbaum et al muestran que al aplicar 4 electrodos en paralelo se alcanza un mayor volumen de ablación con mejores resultados oncológicos, ya que de esta manera se puede personalizar el protocolo a cada paciente (Fig. 5). Habitualmente en la práctica clínica se usa un campo eléctrico que varía entre 1.000-1.500V/cm

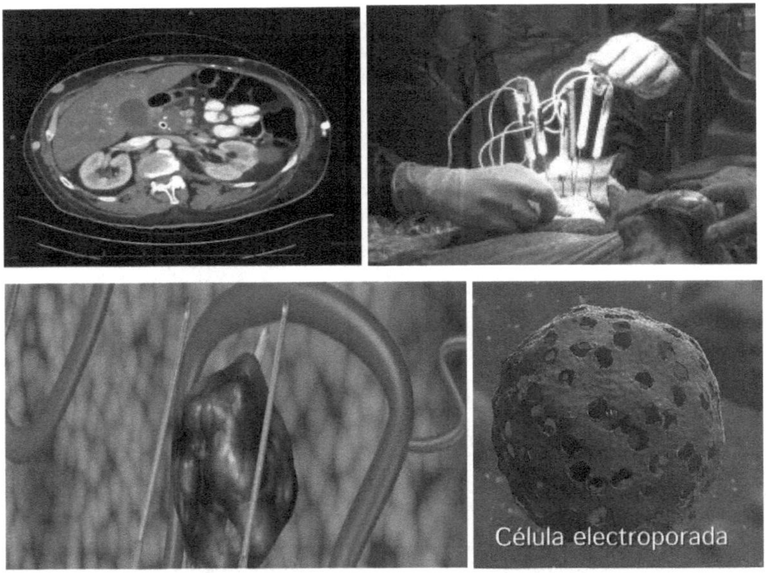

Fig. 5: imagen de TAC, técnica y resultado de la electroporación

No existe un límite establecido en el tamaño de la lesión a tratar, pero se describen mejores resultados oncológicos en lesiones menores de 3cm y cuando el volumen del tumor supera los $5cm^3$ se describe un mayor riesgo de recidiva local. La eficacia y viabilidad de la IRE en la ablación perivascular es una de sus grandes ventajas habiéndose reportado ablaciones con una proximidad media a los grandes vasos sanguíneos de <0,5cm, sin observar trombosis o estenosis en el seguimiento (10,11).

VENTAJAS E INCONVENIENTES DE LA TÉCNICA IRE.

Es una tecnología actualmente en expansión que probablemente tendrá un futuro espléndido en los próximos años por el desarrollo, entre otras medidas, de nuevos generadores más potentes que actualmente están en fase de diseño. (12) Los posibles beneficios e inconvenientes de la electroporación irreversible se muestran en la tabla 1 (13)

Tabla 1: ventajas y desventajas de la técnica IRE

Ventajas:

- Naturaleza no térmica, lo que permite la ablación en estructuras vitales o cerca de ellas.
- Eliminación de los efectos del calor y el frío.
- Obtención de imágenes (TC o ecografía) en tiempo real durante el procedimiento de la zona sometida a ablación.
- Zona de ablación identificable debido a la precisión en la localización tumoral.
- Posibilidad de realizar la ablación de múltiples lesiones o múltiples ablaciones de una sola lesión en una única sesión.
- Dolor escaso o inexistente después del tratamiento debido a la escasa inflamación que se produce en el procedimiento.
- Resolución rápida de la lesión, debido a la cicatrización que se produce, con células que delimitan y eliminan las dañadas.
- Menos eventos adversos con preservación del tejido.

Desventajas:

- Generación de pulsos eléctricos con posibilidad de estimular la contracción muscular o inducir arritmias cardíacas.
- Riesgos asociados a la anestesia general y a la parálisis muscular.
- Recursos, tiempo y costes requeridos para la anestesia general.
- Elevada velocidad del procedimiento, lo que impide posibles ajustes del tratamiento durante el procedimiento; el pulso es generado y aplicado instantáneamente.
- Necesidad de elevada precisión en la colocación de los electrodos.
- Riesgo de sangrado, a causa de la no posibilidad de coagulación en la zona próxima a la inserción de los electrodos.

El volumen tumoral y la enfermedad tumoral subyacente se asociaron significativamente con la recurrencia local según Niessen sin embargo la ablación con IRE de las lesiones hepáticas perivasculares no se asocia con recurrencia local temprana después de la IRE. (14)

INDICACIONES Y CONTRAINDICACIONES

La electroporación irreversible actualmente solo está indicada en aquellos tumores que no son aptos para resección quirúrgica y ablación térmica. Frecuentemente, esto se aplica para los tumores hepáticos con localización central. La electroporación irreversible puede administrarse más de una vez, y puede ser utilizada para tratar tanto la enfermedad residual como nuevas lesiones; al ser una técnica no térmica, se puede efectuar por vía abierta o percutánea (con ayuda de ecografía o TAC). Las indicaciones y contraindicaciones se describen en la tabla 2.

Tabla 2: indicaciones y contraindicaciones del IRE

Indicaciones IRE	Contraindicaciones IRE
Tumores no aptos para resección quirúrgica ni ablación térmica	Pacientes con implantes cardíacos, marcapasos o desfibriladores
Tumores de localización central	En lesiones cerca de dispositivos electrónicos implantados
Tratamiento de enfermedad residual y nuevas lesiones	En lesiones cerca de dispositivos implantados con partes metálicas
Tratamiento de lesiones de 3-4 cm de longitud	Pacientes con epilepsia, arritmias cardíacas o infarto de miocardio reciente o pacientes con coagulopatía
Se puede realizar por vía percutánea o abierta (Eco TAC)	**Imposibilidad de anestesia general o bloque neuromuscular**

COMPLICACIONES.

La ablación con IRE presenta una serie de efectos secundarios y complicaciones que se muestran en la tabla 3. (15)

Tabla 3: complicaciones de la ablación IRE

Complicaciones generales	Complicaciones locales
Arritmias cardiacas	Neumotórax (3.9%)
Aumento transitorio de la TA	Derrame pleural
Hiperpotasemia	Hematoma en sitio de actuación (12%)
Acidosis metabólica	Dolor por hiperestimulación muscular

BIBLIOGRAFIA

1. Miller L, Leor J, Rubinsky B. Cancer cells ablation with irreversible electroporation. Technol Cancer Res Treat. 2005; 4: 699-705
2. Scheffer H.J, Nielsen K, et al. Irreversible electroporation for nonthermal tumor ablation in the clinical setting: A systematic review of safety and efficacy. J Vasc Interv Radiol.2014; 25: 997-1011
3. Deodhar A, Dickfeld T, Single GW, Hamilton WC, Jr, Thornton RH, Sofocleous CT, et al.Irreversible electroporation near the heart: Ventricular arrhythmias can be prevented with ECG synchronization. *AJR Am J Roentgenol.* 2011; 196:330–5.
4. Jiang C, Davalos RV, Bischof JC. A review of basic to clinical studies of irreversible electroporation therapy. *IEEE Trans BioMed Eng.* 2015; 62:4–20.
5. Knavel E.M., Brace C.L.: Tumor ablation: Common modalities and general practices. Tech Vasc Interv Radiol 2013; 16: 192-200.
6. Scheffer H.J., Nielsen K., van Tilborga J.M., et. al.: Ablation of colorectal liver metastases by irreversible electroporation: Results of the COLDFIRE-I ablate-and-resect study. Eur Radiol 2014; 24: 2467-2475.
7. Niessen C, Beyer L.P., Pregler B, Dollinger M, Trabold B, Schlitt H.J, et al. Percutaneous ablation of hepatic tumors using irreversible electroporation: A prospective safety and midterm efficacy study in 34 patients. J Vasc Interv Radiol. 2016; 27: 480-486
8. Lee E.W., Thai S., Kee S.T.: Irreversible electroporation: A novel image-guided cancer therapy. Gut Liver 2010; 4: S99-S104.
9. Golberg A, Bruinsma B.G, Uygun B.E, Yarmush M.L. Tissue heterogeneity in structure and conductivity contribute to cell survival during irreversible electroporation ablation by “electric field sinks”. Sci Rep., 2015; 5: 8485.
10. Chen X, Ren Z, Zhu T, Zhang X, Peng Z, Xie H, et al. Electric ablation with irreversible electroporation (IRE) in vital hepatic structures and follow-up investigation. Sci Rep., 2015; 9: 16233

11. M. Dollinger, R. Müller-Wille, F. Zeman, M. Haimerl, C. Niessen, L.P. Beyer, et al. Irreversible electroporation of malignant hepatic tumors - Alterations in venous structures at subacute follow-up and evolution at mid-term follow-up. PLoS One. 2015; 10: e0135773
12. Sánchez-Velázquez P, Q. Castellví, A. Villanueva, R. Quesada, C. Pañella, M. Cáceres, et al. Irreversible electroporation of the liver: Is there a safe limit to the ablation volume? Sci Rep. 2016; 6: 23781
13. ECRI Institute. Irreversible Electroporation (NanoKnife System) for Treating Malignant Solid Primary Tumors and Metastases to the Liver. Emerging Technology Evidence Report. Plymouth Meeting, PA: Ecri Institute; 2013.
14. Niessen C, Igl J, Pregler B, Beyer L, Noeva E, Dollinger M, et al. Factors associated with short-term local recurrence of liver cancer after percutaneous ablation using irreversible electroporation: A prospective single-center study. J Vasc Interv Radiol.2015; 26: 694-702
15. Kambakamba P, Bonvini J.M, M. Glenck M, Castrezana López L, Pfammatter T, Clavien P.A, et al. Intraoperative adverse events during irreversible electroporation - A call for caution. Am J Surg. 2016; 212: 715-721

Capítulo 5: Ablación por crioterapia

INTRODUCCIÓN

La crioterapia es uno de los métodos de ablación utilizados para destruir las metástasis hepáticas (1). Este método requiere la colocación de una sonda especial cerca del sitio del cáncer. La sonda se utiliza para suministrar frío extremo al sitio, que es producido por nitrógeno líquido o gas argón. La colocación de la sonda puede estar guiada con ecografía o tomografía computadorizada. El proceso de congelación rápida destruye las células cancerosas y reduce el tamaño del cáncer. Sin embargo, no está claro si este tratamiento prolonga la vida o aumenta la calidad de vida de los pacientes. Se describió por primera vez en 1963; sin embargo, se ha utilizado más frecuentemente después del desarrollo de la ecografía que permite un mejor control del efecto de la terapia.

Fue uno de los primeros métodos ablativos empleados en el hepatocarcinoma y también en las metástasis hepáticas, pero el mayor diámetro de las sondas (que habitualmente requieren laparotomía para su aplicación) y el número y gravedad de las complicaciones acaecidas con este método lo han hecho caer en desuso.

TÉCNICA Y MECANISMO DE ACCIÓN

Consiste en la destrucción de un tejido mediante la aplicación de temperaturas muy bajas (-20° A -50°) que llevan a la congelación / necrosis.

El fenómeno de la congelación hace que se formen cristales de hielo (intra y extracelulares)

- Los cristales intra celulares llevan a la muerte celular por lesión de las membranas celulares, de las estructuras dentro de la célula o de ambas cuando el enfriamiento ocurre rápidamente o a temperaturas muy bajas.
- Los cristales extracelulares ocurren cuando el enfriamiento es lento y causa muerte celular por cambios en los gradientes osmóticos
- Otro mecanismo de la congelación es la producción de isquemia local por trombosis de pequeños vasos.

La técnica conlleva el empleo de sondas a través de las que se hace circular nitrógeno líquido a temperaturas inferiores a los -196°C. La crioterapia se basa en la formación de cristales intracelulares mediante temperaturas de -35°C, que inducen la necrosis celular y su efecto se intensifica por ciclos de congelación-descongelación (Fig. 1).

El mecanismo de acción: Durante la congelación se forman cristales de hielo (intra y extracelulares). Los cristales intracelulares llevan a la muerte celular por lesión de las membranas celulares, de las estructuras dentro de la célula o de ambas. La formación de estos cristales celulares sólo se presenta cuando el enfriamiento ocurre rápidamente o a temperaturas muy bajas; el fenómeno es adyacente a la aguja. La formación de hielos extracelulares ocurre cuando el enfriamiento es lento causando la muerte celular por cambios en los gradientes osmóticos. Inicialmente el enfriamiento deshidrata las células, y al calentar el tejido, éste se edematiza y explosiona. Finalmente, la congelación produce isquemia local por trombosis de pequeños vasos. La temperatura que se debe alcanzar para lograr la necrosis es de -20° a -50°. El fenómeno "radiador" evita que los vasos de gran calibre se congelen; tampoco las paredes de los vasos sufren daño (2)

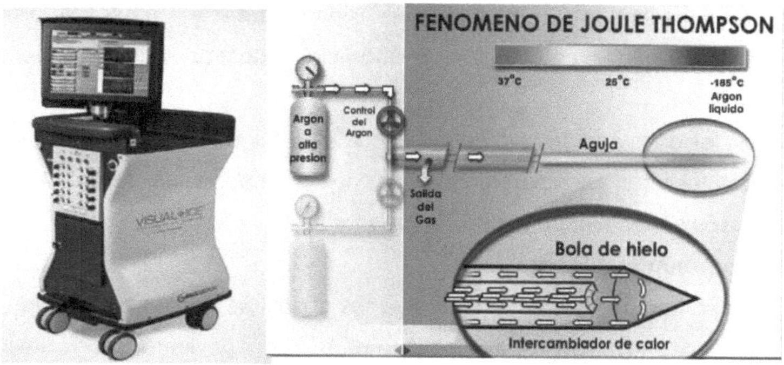

***Fig. 1**: técnica de crioablacion*

No existe un consenso del número de lesiones a tratar, aunque se recomiendan de 4 a 6 lesiones. El tamaño de las lesiones no debe superar los 5 cm. La vía percutánea es la más favorable con mejores resultados. (Fig. 2)

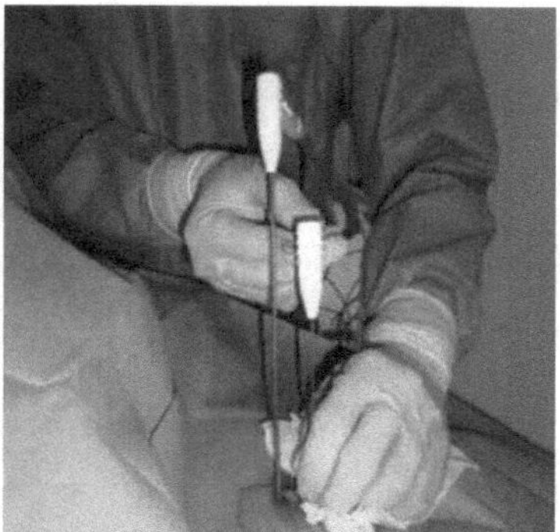

***Fig. 2:** Colocación percutánea de criosondas*

INDICACIONES Y CONTRAINDICACIONES

1. Indicaciones:

- La crioterapia puede estar indicada cuando las metástasis se limitan al hígado.

- En pacientes con lesiones aparentemente resecables pero comorbilidades cardíacas o pulmonares extensas y reserva hepática limitada
- En lesiones anatómicamente irresecables.
- Las lesiones bilobulares y las lesiones muy próximas a los principales vasos sanguíneos o conductos biliares

2. Contraindicaciones:

- No se han definido contraindicaciones absolutas para la crioterapia.
- No se considera apropiada para un paciente con lesiones anatómicamente resecables con pocas o ninguna comorbilidad.
- Tampoco está indicado para pacientes con metástasis extrahepáticas.
- Está contraindicada de forma relativa cuando el número de lesiones es mayor de 6.

COMPLICACIONES

Las complicaciones de la crioterapia pueden ser leves o graves (3,4) según se muestra en la tabla 1.

Tabla 1: Complicaciones de la crioablación hepática

Complicaciones leves	Complicaciones graves
Derrame pleural	Trombocitopenia
Hemorragia	Coagulación intravascular diseminada
Mioglobinuria con necrosis tubular aguda.	Fallo renal
Hemoperitoneo	Craking (estallido hepático por congelación)
Biliperitoneo	Crioshock que conlleva a FMO y coagulopatía.
Abscesos hepáticos	
Fistulas y estenosis biliares	
Elevación de las pruebas de función hepática	

EVALUACION DE LA RESPUESTA

Se recomienda realizar un seguimiento de los pacientes cada 3-6 meses mediante TC, las lesiones se evalúan mejor durante la fase arterial, en el que se observa una imagen hipodensa después de la crioterapia (5) y posteriormente en el seguimiento un halo hiperdenso en la zona de crioablacion. (6), con ecografía se aprecia con sombra acústica.

La morbilidad de la crioterapia está entre 15- 20%, con una mortalidad de hasta el 4%. Alcanza una supervivencia hasta 27-30 meses (7)

VENTAJAS E INCONVENIENTES DE LA CRIOABLACION

Las ventajas e inconvenientes (8, 9.10) de describen en la tabla 2

Tabla 2: Ventajas e inconvenientes de la crioablación

VENTAJAS CRIOABLACION	INCONVENIENTES CRIOABLACION
Menor tiempo de recuperación	Coste elevado
Tiene efecto anestésico. Suele requerir poca anestesia	Indicaciones limitadas
Respeta estructuras vasculares de mediano y gran calibre	Precisa mayor tiempo para alcanzar la congelación durante la técnica
Se pueden tratar múltiples lesiones simultáneamente de forma percutánea	
Mantiene la estructura proteínica integra, que favorece respuesta inmunitaria (IL-2, IL-6...)	
Correcta visualización del área a tratar (bola de hielo)	

BIBLIOGRAFÍA

1. Goldeberg et al. Image-guided tumor ablation.Standarization of terminology and reporting criteria. J.Vasc. Radiolol 2009; 20: 377-390.
2. Gage A, Baus JM, Baus JG. Experimental cryosurgery Investigations in vivo. Cryobiology 2009; 59: 229
3. Meyers M, Sasson A, Sigurdson E. Locoregional strategies for colorectal hepatic metastases. Clinical colorectal cancer. 2003; 3:34-44
4. Seifert JK, France MP, Zhao J, et al. Large volume hepatic freezing association with significant release of the cytokines interleukin-6 and tumor necrosis factor a in a rat model. World J. Surg 2002; 26: 1333-1341.
5. Fortner JG, Blumgart Lh. A historic perpective of liver surgery for tumors at the end of the millennium. J. Am. Coll Surg 2001; 193: 210-222
6. Rewcastle JC, Sandison GA, Saliken JC, Donnelly BJ et al. Considerationduring clinical operation of two commercial avaible cryomachines. J. Surg Oncol 1997; 71: 106-111.
7. Terence C et al. Outcomes of a single-centre experience of hepatic resection and cryoablation of sarcoma liver metastases. J. Clin Oncol 2011; 34: 317-320
8. Cooper SM, Dawber RP. The history of cryosurgery. J. R. Soc Med 2001; 94: 196-201.
9. Theodorescu D. Cancer cryotherapy: evolution and biology. Rev Uro 2004; 6 Suppl 4: S9-S19.
10. Sung GT, Gill IS, Hsu TH et al. Efect of intentional cryo-injury to the renal collecting system. J. Urol 2003; 170: 619-622

Capítulo 6: Ablación por ultrasonidos de alta intensidad (HIFU)

INTRODUCCIÓN

Las siglas HIFU (High-Intensity Focused Ultrasound) o ultrasonidos focalizados de alta intensidad; se trata de un tipo de técnica o procedimiento que se basa en la aplicación de ondas sónicas focalizadas y dirigidas específicamente a una zona diana u objetivo, con el fin de provocar la muerte o necrosis de determinadas células de los organismos vivos. (1)

La ablación con ultrasonido enfocado de alta intensidad (HIFU) es un método de tratamiento no invasivo extracorpóreo que utiliza haces de ultrasonido enfocados que es capaz de producir necrosis coagulativa completa de las lesiones objetivo a través de la piel intacta sin exposición quirúrgica o instrumentación. (2).

La aplicación de ultrasonidos focalizados de alta intensidad (HIFU) es un conocido sistema de ablación transcutánea similar a la litotricia extracorpórea, estas ondas mecánicas tienen por objetivo conseguir una elevación de temperatura localizada y necrosis por coagulación completa del tumor en el menor número de sesiones posibles. En la aplicación sobre el hígado, la tecnología HIFU transcutánea ha tenido que superar considerables desafíos como son los movimientos respiratorios, la distorsión del haz de las ondas mecánicas por las costillas y tiempos de aplicación prolongados. A pesar de todo, los últimos avances tecnológicos hacen de él un sistema de ablación focal atractivo del que se tiene una considerable experiencia (3)

Este procedimiento es no invasivo, ya que no requiere de cirugía o de elementos químicos, y presenta como ventaja que no genera daños en los tejidos que se encuentren entre el lugar de emisión del ultrasonido y el área objetivo.

TECNICA Y MECANISMO DE ACCION

El principio general de HIFU involucra haces de ultrasonido con longitudes de onda cortas y frecuencias de megahercios enfocados en áreas objetivo de pequeño volumen, lo que resulta en la necrosis coagulativa inmediata del tejido objetivo. La temperatura del área fuera de la lesión objetivo es inferior a 55 °C, lo que no es suficiente para inducir una lesión térmica. Además, la ubicación y el alcance del tratamiento se pueden monitorear con precisión con ultrasonido en tiempo real. Teóricamente, se supone que el daño por HIFU está confinado dentro del área de ablación prevista sin dañar las estructuras suprayacentes y adyacentes, incluso dentro de la trayectoria del haz (4)

La ablación HIFU se puede realizar mediante una sola exposición, lo que provoca zonas de ablación focales de forma elipsoidal o zonas de ablación de filas de forma rectangular formadas mediante la combinación de varias zonas de ablación elipsoidales. Dado que la zona de ablación causada por una sola exposición ultrasónica es muy pequeña, se aplican principalmente zonas de ablación de varias filas hasta que se cubre toda el área objetivo. (Fig.1)

El funcionamiento de esta técnica basa su efectividad en el hecho de que las ondas sonoras, concentradas en un área al ser aplicadas en un haz, terminan por generar energía calorífica que produce hipertermia en las áreas objetivo. También genera una fuerza mecánica, en forma de vibración, que permite que los tejidos sean comprimidos o descomprimidos.

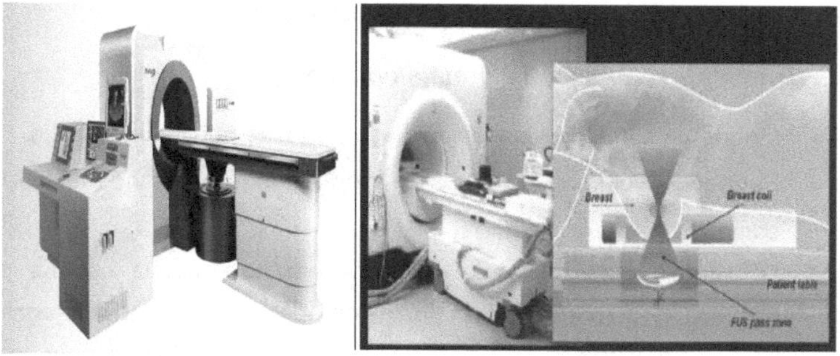

Fig. 1: *tratamiento ablativo guiado por imagen HIFU*

Esta técnica permite reducir el volumen de la lesión y en algunas ocasiones eliminarla por completo, por lo que es preciso combinarla con otros tratamientos (quimioterapia/inmunoterapia) con los que se genera un efecto sinérgico mejorando la supervivencia de nuestros pacientes. (5)

Mediante un dispositivo que focaliza un haz de ultrasonidos de alta intensidad se procede a la destrucción térmica del máximo volumen tumoral posible. Durante todo el procedimiento, la zona tratada es visualizada por ecografía o TC lo que permite garantizar la efectividad del tratamiento en tiempo real y reducir al máximo la posibilidad de efectos adversos o complicaciones.

La técnica HIFU aplica Tª entre 55 a 80ºC durante unos segundos de forma focalizada para causar la muerte celular. La monitorización de los cambios de temperatura proporciona imágenes tridimensionales en el tejido diana que permite minimizar el riesgo de daño en tejidos adyacentes y la posibilidad de efectos adversos.

Esta técnica permite reducir el volumen de la lesión nodular y en ocasiones eliminarlas por completo al no ser invasivo, no requiere de cirugía o de elementos químicos.

Actualmente, el tratamiento HIFU se intenta para tumores sólidos en diferentes áreas del cuerpo. Los ultrasonidos enfocados pueden hacer que la temperatura focal se eleve a más de 90°C rápidamente y crear efectos de cavitación, lo que resulta en la necrosis por coagulación del tejido objetivo y vasos sanguíneos dañados dentro de las lesiones (6).

Los beneficios – ventajas del tratamiento son (7):

- Muerte y destrucción de las células tumorales por lesión térmica
- Reducir el volumen de la lesión y en algunas ocasiones eliminarla por completo
- La ventaja más relevante de la cirugía no invasiva es que permite eliminar gran parte o toda la lesión tumoral sin ninguna agresión a tejidos adyacentes. Esto permite un ingreso hospitalario muy corto con una rápida recuperación del paciente.
- Estimula la respuesta inmunitaria antitumoral
- Reduce también el riesgo de infección o de introducción de elementos tóxicos.
- Puede mejorar la calidad de vida, reducir o eliminar el dolor relacionado con tumor

INDICACIONES Y CONTRAINDICACIONES

Recientemente se han comunicado en varias series orientales porcentajes de respuesta sostenida superiores al 30 % en tumores irresecables primarios y secundarios con los nuevos sistemas de focalización del haz de ultrasonidos. A pesar de todo, no existen hasta la actualidad estudios de contrastada calidad para evaluar adecuadamente dicha tecnología, por lo que su aplicación en Occidente es irregular. Las indicaciones y contraindicaciones del HIFU son (8):

1. ***Indicaciones:***

- Tratamiento coadyuvante de otras terapias
- Tratamiento de recidivas o incluso como tratamiento paliativo.
- Cuando hay rechazos a transfusiones.
- Cuando no es posible la resección quirúrgica.

2. ***Contraindicaciones:***

- Personas que tengan problemas autoinmunes o un sistema inmune alterado o debilitado
- Personas con heridas abiertas
- Alteraciones de coagulación
- Pacientes con procesos febriles o en estado de hipertermia.
- Pacientes portadores de implantes bien estéticos (el calor puede hacer que se reabsorban o generen quemaduras severas), metálicos al menos en la zona a tratar o en sus cercanías.
- Pacientes con marcapasos (dado el riesgo de que las ondas sónicas puedan afectar al implante) e implantes metálicos
- Insuficiencia renal
- Diabetes severa o enfermedades metabólicas.
- Tampoco en áreas como pulmón, estómago o intestino dado que el gas que contienen limita su efecto.

COMPLICACIONES

Las complicaciones que surgen del tratamiento con HIFU para las metástasis hepáticas se pueden dividir en dos categorías generales (9) y pueden ser de 3 tipos según se describen en la tabla 1

- Aquellas relacionadas con lesiones térmicas adyacentes al órgano o a la vía del haz de ultrasonido, debido a áreas menos profundas de la lesión objetivo o penetración profunda no deseada sobre las áreas objetivo
- Relacionados con el derrame pleural artificial.

Tabla 1: complicaciones de la ablación con ultrasonidos de alta intensidad

C. MAYORES	C. MENORES	C. TARDÍAS
• obstrucción biliar • derrame pleural sintomatico • neumotórax • fistula de pared a tumor • perforación intestinal • quemaduras tercer grado	• engrosamiento de piel, eritema • dolor muscular /dolor abdominal • nauseas • quemaduras primer y segundo grado • derrame pleural asintomático • disnea y fiebre • sensacion de hormigueo	• rotura diafragmatica • fractura costal

BIBLIOGRAFIA

1. Zhou YF. High-intensity focused ultrasound in clinical tumor ablation. World J Clin Oncol. 2011; 2: 8–27.
2. Kennedy JE, Ter Haar GR, Cranston D. High-intensity focused ultrasound: surgery of the future? J Radiol. 20 03; 76: 590-599.
3. Zhang L, Wang ZB. Ablation of tumors with high-intensity focused ultrasound: review of ten years of clinical experience. Front Med China 2010; 4:294–302.
4. Haar GT, Coussios C. High-intensity focused ultrasound: physical principles and devices Int J Hyperthermia. 2007; 23: 89-104
5. Huber, P., Debus, J. & Jenne, J. (1996). Therapeutic ultrasound in tumor therapy: principles, applications and new developments. Radiology, 36: 64-71.
6. Chapelon, J.Y., Margonari, J. & Vernier, F. (1992). In-vivo effects of high intensity ultrasound on prostatic adenocarcinoma Dunning R3327. Cancer Res., 52: 6353-6357.
7. Vidal-Jove, J; Perich, E; Jaen, A, Alvarez del Castillo, M: Hyperthermic ablation by UltraSound Guided High Intensity Focused Ultrasound

(USgHIFU) plus Systemic Chemotherapy (SC) for locally advanced pancreatic cancer: the secret of longer survival. Journal of Therapeutic Ultrasound 2014, 2 (suppl 1) A6.

8. Dubinsky TJ, Cuevas C, Dighe MK, Kolokythas O, Hwang JH High-intensity focused ultrasound: current potential and oncological applications. J Roentgenol. 2008; 190:191-199
9. Li JJ, Xu GL, Gu MF, et al. (2007) Complications of high-intensity focused ultrasound in patients with recurrent and metastatic abdominal tumors.J. Gastroenterol 2007; 13: 2747-2751

Capítulo 7: Ablación por nanothermia

INTRODUCCIÓN

La Hipertermia Oncológica es una técnica basada en el tratamiento de los tumores con altas temperaturas. El empleo de las terapias de calor en el tratamiento del cáncer (hipertermia) no es algo novedoso, sino que sus beneficios eran de sobra conocidos desde la antigua Grecia como Hipócrates y utilizados frecuentemente por la medicina árabe.

La Oncothermia fue fundada en 1988 por Szasz (1); permite la acción focalizada de esta técnica y consigue mejorar notablemente las perspectivas de vida del paciente con cáncer. Su función principal es la de generar un campo electro alterno fractal (sin emitir radiación alguna) gracias a dos electrodos: uno fijo ubicado en la superficie de la cama sobre la que se tumba el paciente, y otro móvil a través de un brazo articulado que se enfoca en el tumor primario o las metástasis. Este campo electro consigue aumentar permanentemente la temperatura del área local tumoral a tratar y suministra energía constante; generando así un desajuste de temperatura entre los electrolitos extra e intracelulares hasta que se alcanza el equilibrio térmico al final del tratamiento.

La Oncothermia, también es conocida como "Hipertermia electromodulada", "mEHT o Nanothermia en España, es un método de Hipertermia electro modulada, no invasiva, coadyuvante en el tratamiento contra el cáncer. Es un tratamiento que interviene de manera selectiva y directamente sobre las células cancerosas inhibiendo su actividad, estimulando la respuesta inmunológica del paciente, provocando la destrucción de las mismas, e incluso, ayudando eficazmente a reducir el dolor del paciente.

El sistema de Nanothermia es eficaz en el tratamiento de tumores sólidos e inoperables, ya que brinda la posibilidad de llegar al tumor de forma profunda y localizada. Cada tumor recibirá un tratamiento personalizado y se aplicarán unas variables adecuadas a sus características particulares. (2)

TECNICA Y MECANISMO DE ACCION

Se basa en la aplicación de calor desde el exterior del paciente gracias a un dispositivo médico de última generación. El dispositivo de Oncothermia, genera un campo dieléctrico de energía capaz de provocar un aumento de temperatura significativo (hasta 45ºC) en lo más profundo del tumor. Esta energía es absorbida por el líquido extracelular de las células malignas y les daña considerablemente, provocando su destrucción. (3)

El motivo principal de estos buenos resultados radica en que los tejidos tumorales tienen mayor conductividad que los tejidos sanos (debido a diferencias metabólicas a nivel celular); y de que las células cancerosas son más sensibles a terapias de calor. Bajo esta premisa, la Oncothermia actúa de manera focalizada por el tejido tumoral y es absorbida sin afectar a las células sanas.

Es un tratamiento efectivo en monoterapia, pero lo más aconsejable es utilizarla de manera combinada con otros tratamientos sistémicos como la radioterapia y/o quimioterapia por su acción sinérgica ya que con este aumento de temperatura, se consigue aumentar la oxigenación de las células cancerosas (cuyo metabolismo es normalmente hipóxico o bajo en oxígeno), haciéndolas así más sensibles a los tratamientos de quimio y/o radioterapia- potenciando así sus efectos y reduciendo considerablemente las secuelas nocivas derivadas de los mismos.(4)

Este sistema genera un campo electro alterno fractal mediante dos polos, uno fijo situado en el área de la cama sobre la que se tumba el paciente y otro movible a través de un brazo que se coloca en la posición del tumor primario o la metástasis. En esta zona se desarrolla un aumento absoluto de la temperatura, derivada de la energía que se aplica. No hay radiación (Fig. 1). De este modo, se logra un aumento permanente de la temperatura en el área tumoral. Esta diferencia de temperatura actúa sobre la membrana celular y eso conduce a un estrés térmico desestabilizador en la membrana de las células tumorales, conduciendo a la apoptosis (muerte celular programada).

Esta técnica es que, a diferencia de otros tratamientos basados en la Hipertermia (4), no sé calienta el tumor, la metástasis y el tejido circundante, con los efectos secundarios que este calentamiento originaría en el paciente, sino que se aplica calor al tumor empleando energía electromagnética; logra un aumento permanente de la temperatura en el área tumoral, sin radiación y, gracias al suministro de energía constante, se genera un gradiente de temperatura entre los electrolitos extra e intracelulares hasta que se alcanza el equilibrio térmico al final de la terapia. Esta diferencia de temperatura (aunque en números absolutos es baja), actúa sobre la membrana celular y eso conduce a un estrés térmico desestabilizador en la membrana de las células tumorales (6), conduciendo apoptosis o la muerte celular programada. Cada tumor dependiendo de su tipo histológico y de otras variables recibirá un tiempo y dosis propia, tendrá un tratamiento distinto y se aplicarán unas variables adaptadas a sus características. Hay un mecanismo de control sobre la dosis de energía absorbida del tumor. No utiliza por lo tanto como parámetro la temperatura, sino la "energía absorbida específicamente" (Gy).

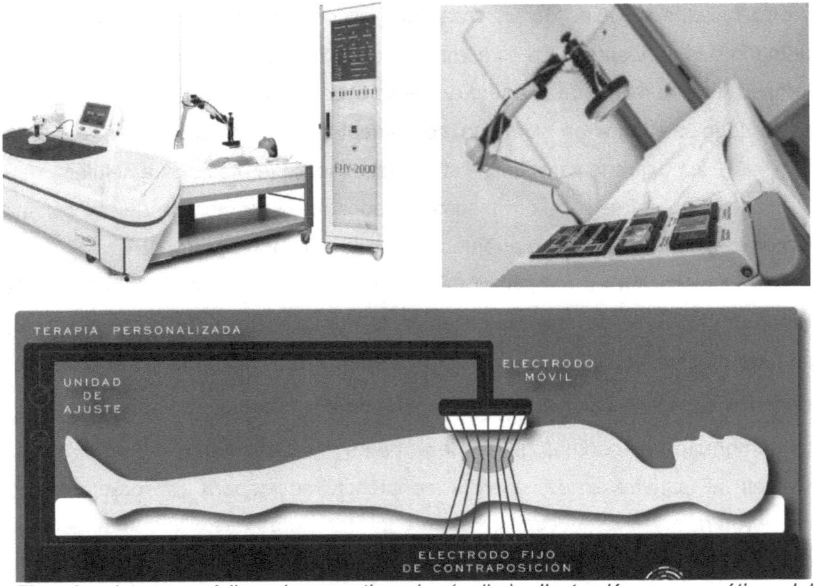

Fig. 1: *sistema médico de nanothermia (arriba). Ilustración esquemática del dispositivo de Oncothermia EHY-2000 y cómo actúa sobra el paciente (abajo).*

La Oncothermia es una terapia que actúa a dos niveles principalmente:

A. Mediante un aumento de la temperatura selectivo permanente en el líquido extracelular del tejido tumoral. Se genera un campo eléctrico modulado que transfiere energía de manera constante gracias al principio de acoplamiento capacitivo (como un condensador) de ondas de radiofrecuencia de 13,56 MHz. Este campo permite una absorción de energía en el líquido extracelular (MEC). Debido al aporte de energía constante, se genera un gradiente de temperatura entre los electrolitos extra e intracelulares hasta que se alcanza un equilibrio térmico al final del tratamiento. (6)

Esta diferencia de temperatura actúa a través de la membrana celular de la célula cancerígena (desde el exterior al interior) causándole un estrés termal que la desestabiliza y debilita, potenciando el sistema inmune del paciente y provocándo así a la apoptosis o muerte celular programada.

B. Mediante el aumento de la oxigenación de las células malignas. Una característica que hace que las células cancerígenas sean resistentes a los tratamientos oncológicos es su grado de hipoxia (pobres en oxígeno) que es muy superior al de las células sanas. La Oncothermia consigue este incremento en la oxigenación de las células cancerosas convirtiéndolas así, en células más vulnerables a los tratamientos de quimio y/o radioterapia. (7)

Los protocolos internacionales de Oncothermia suelen recomendar realizar de 2 a 3 sesiones a la semana, dejando un día de descanso entre ellas, hasta un total de 12 sesiones, coincidiendo con el tratamiento de quimioterapia y radioterapia o en monoterapia. El tiempo de cada sesión suele ir de 1 hora a 1 hora y media, en función de la patología del paciente. Es recomendable que transcurra al menos 6 semanas desde la última aplicación del tratamiento de Oncothermia, para comprobar el resultado en pruebas médicas de imagen; además de ir controlando los marcadores tumorales progresivamente hasta realizar dicha prueba.

Los efectos de la Oncothermia en el paciente son:

- Mayor destrucción de células cancerígenas, al afectarse la membrana de las células tumorales, mejorando la inducción a la apoptosis. Inhibiendo así el crecimiento tumoral, roduciendo alteraciones del ciclo celular neoplásico.
- Un aumento de la temperatura vascular (8), que implica una mayor vasodilatación y aumento de la oxigenación tisular, reduciendo la hipoxia y acidez del pH. Estas condiciones, aumentan la sensibilidad del tejido neoplásico a la acción de los tratamientos de quimioterapia y radioterapia combinándose con la Oncothermia.
- Reducción del dolor en el paciente.

Efectos a nivel celular.

1. El tumor se somete a un campo eléctrico modulado y específico para sus características. El campo eléctrico se aplica específicamente sobre células tumorales sin afectar al tejido sano. (9)
2. El campo eléctrico afecta a los procesos bioquímicos del tumor, afectando a las membranas plasmáticas de las células tumorales,

modificando su potencial transmembrana lo que genera reacciones intra y extracelulares: la concentración intracelular de sodio aumenta y hay flujo de salida de potasio

3. Como consecuencia de este cambio en las membranas y de su potencial se promueve la formación de conexiones celulares (moléculas denominadas cateninas y E-cadherinas con activación de la p53) que restablecen un orden y provocan el colapso celular o apoptosis. El tratamiento que dura entre una hora y hora y media según tipo de tumor (10,11)
4. Todo lo acontecido genera además efectos no sólo sobre el tumor sino además indirectos al facilitar al sistema inmune el contacto con estructuras antigénicas tumorales. El sistema inmune se hace más competente para luchar contra el cáncer. (12)

Beneficios.

- Tratamiento no invasivo sin efectos secundarios. Es selectivo, y si se aplica junto a otras técnicas clásicas (quimioterapia/radioterapia), reduce las consecuencias nocivas de éstas y mejora la eficacia del tratamiento antitumoral.
- Incrementa los efectos terapéuticos de la quimioterapia y la radioterapia; se puede aplicar con ellas, previa o después de la cirugía. Al eliminar las células malignas (mediante apoptosis), ofrece al sistema inmune la posibilidad de identificarlas y generar respuestas más eficaces tanto en un tumor primario como en metástasis.
- Reduce el tamaño de tumores en estado muy avanzado de desarrollo junto a los medios convencionales
- Mejora la respuesta inmune al eliminar células malignas por apoptosis
- Facilita a veces la cirugía y se puede aplicar tras la cirugía.
- Reducción del dolor. Es un tratamiento indoloro. Además, conduce a un aumento de la inmunogenicidad y reduce efectivamente el dolor del paciente.
- Aumento de la temperatura vascular y permite que las terapias convencionales como la quimioterapia y radioterapia resulten más

efectivas en áreas mal vascularizadas en las que existe una falta de oxígeno, dado que vasculariza las zonas resistentes y elimina las zonas hipóxicas. (8)

- Mayor capacidad para destruir las células tumorales por inducción de apoptosis, un mecanismo molecular que se produce en el interior de las células por el que nuestro organismo elimina las células innecesarias, infectadas y las potencialmente cancerígenas. Se trata de una forma de muerte celular programada a diferencia de la necrosis, dónde la muerte celular es originada por un daño o lesión. (13)
- El sistema de Nanothermia se adapta a su modulación al tipo de cáncer del paciente. Cada tumor recibirá un tratamiento distinto y se aplicarán unas variables adaptadas a sus características.

Contraindicaciones.

Las contraindicaciones de este tratamiento deben ser evaluadas de forma personal en cada caso y se describen en la tabla 1

Tabla 1: contraindicaciones de la nanothermia- Oncothermia

CONTRAINDICACIONES
Pacientes trasplantados o inmunosuprimidos
Mujeres embarazadas
Pacientes inconscientes, sin sensibilidad física
Pacientes con marcapasos o implantes electrónicos
Pacientes con prótesis metálica o reservorio metálico (Port-a-Cath) próxima a zona de aplicación
En pacientes con heridas abiertas, en la zona a aplicar.
Los pacientes con epilepsia
Personas que se hayan realizado implantes de silicona.
Si existe derrame pleural, ascitis u otros tipos de acumulación de líquidos.

BIBLIOGRAFIA

1. Szasz, "Physical background and technical realization of hyperthermia," in Locoregional Radiofrequency-Perfusional- and Wholebody-Hyperthermia in Cancer Treatment: New Clinical Aspects, G. F. Baronzio and E. D. Hager, Springer Science and Eurekah.com. 2006; Eds., pp. 27–59.
2. Szasz, N. *Oncothermia—Principles and Practices*, Springer, 2010
3. Singh, "Hyperthermia—a new dimension in cancer treatment," Indian Journal of Biochemistry and Biophysics, 1990; vol. 27 (4): 195–201.
4. M. Israël and L. Schwartz, "The metabolic advantage of tumor cells," Molecular Cancer, vol. 10, article 70, 2011.
5. H. R. Moyer and K. A. Delman, "The role of hyperthermia in optimizing tumor response to regional therapy," *International Journal of Hyperthermia*, vol. 24, no. 3, pp. 251–261, 2008.
6. G. Vincze, N. Szasz, and A. Szasz, "On the thermal noise limit of cellular membranes," *Bioelectromagnetics*, vol. 26, no. 1, pp. 28–35, 2005.
7. M. R. Horsman and J. Overgaard, "Can mild hyperthermia improve tumour oxygenation?" *International Journal of Hyperthermia. 1997;* vol. 13 (2): 141–147.
8. P. W. Vaupel and D. K. Kelleher, "Pathophysiological and vascular characteristics of tumours and their importance for hyperthermia: heterogeneity is the key issue," *International Journal of Hyperthermia*, 2010; vol. 26 (3): 211–223
9. V. D. Ferrari, S. De Ponti, F. Valcamonico et al., "Deep electro-hyperthermia (EHY) with or without thermo-active agents in patients with advanced hepatic cell carcinoma: phase II study," *Journal of Clinical Oncology* 2007; vol. 25: 18S.
10. Gadaleta-Caldarola G, Infusino S, Galise I, et al. (2014) Sorafenib and locoregional deep electrohyperthermia in advanced hepatocellular carcinoma. A phase II study. Oncol Lett, 2014; 8(4):1783-1787
11. R. M. Bremnes, R. Veve, F. R. Hirsch, and W. A. Franklin, "The E-cadherin cell-cell adhesion complex and lung cancer invasion, metastasis, and prognosis," *Lung Cancer*, 2009; vol. 36(2): 115–124

12. Andocs G., Szasz O., Szasz A. Oncothermia Cancer Treatment: From the Laboratory to the Clinic. electromagnetic Biol. Medicine. 2009; 28:148–165.
13. Andocs G., Renner H., Balogh L., Fonyad L., Jakab C., Szasz A. Strong synergy of heat and modulated electromagnetic field in tumor cell destruction. Strahlenther. Onkol. 2009; 185:120–126.

Capítulo 8: Ablación por terapia térmica intersticial con láser (LITT)

INTRODUCCION

La destrucción térmica directa de tumores hepáticos mediante energía láser se conoce por varios acrónimos: ablación térmica con láser (LTA), termoterapia con láser intersticial (ILT), fotocoagulación con láser intersticial (ILP) y LITT.

La terapia térmica intersticial con láser (LITT) es una técnica mínimamente invasiva para el tratamiento de tumores. El concepto ha existido desde finales de la década de 1970, y en 1983 Bown et al (1) utilizaron un láser de granate de itrio y aluminio dopado con neodimio (Nd:YAG) inicialmente para tratamiento de tumores cerebrales. Posteriormente las indicaciones se han ampliado y actualmente también se utiliza en el tratamiento de las metástasis hepáticas. La terapia térmica intersticial con láser (LITT) ofrece una opción quirúrgica mínimamente invasiva para tratar diferentes tipos de tumores.

El principal efecto biológico de la irradiación intersticial con láser es el daño térmico. (2) LITT da como resultado el calentamiento del tejido tratado y provoca la inducción de enzimas, la desnaturalización de proteínas, la fusión de los lípidos de la membrana, la esclerosis de los vasos y la necrosis por coagulación. La necrosis tisular inducida por calor resulta de un aumento de temperatura por encima de 43°C, y el tiempo hasta la muerte celular depende exponencialmente de la temperatura. Los aumentos rápidos de temperatura pueden causar la carbonización del tejido, lo que posteriormente cambia las propiedades ópticas del tejido y limita la penetración del láser. (3) El sobrecalentamiento también puede dar lugar a la vaporización del tejido

TÉCNICA Y MECANISMO DE ACCIÓN

La termoterapia intersticial inducida por láser (LITT), o fotocoagulación con láser intersticial, es similar a un tratamiento con hipertermia, que utiliza calor para encoger los tumores al dañar o destruir las células cancerosas. Durante LITT, se inserta una fibra óptica en un tumor. La luz láser en la punta de la fibra eleva la temperatura de las células tumorales y las daña o destruye. La termoterapia inducida por láser (LITT) es mínimamente invasiva; es un método de terapia suave para el tratamiento local de tumores hepáticos malignos.

La técnica se realiza bajo anestesia local mediante tomografía computarizada o ultrasonido (por vía percutánea), el aplicador de láser se empuja a través de un pequeño orificio en la piel abdominal directamente en el tejido hepático. A continuación, se coloca una sonda láser debajo de la piel en el tejido hepático. Esta luz láser con una longitud de onda de 1064 nanómetros se transmite a través de una fibra de vidrio a las células tumorales, que las calienta y las destruye. La resonancia magnética (MRI) monitorea de cerca y controla el tratamiento y el progreso de la terapia se puede evaluar con la ayuda de imágenes especiales sensibles a la temperatura. La duración del procedimiento es de aproximadamente media hora. Durante este tiempo, el paciente está despierto.

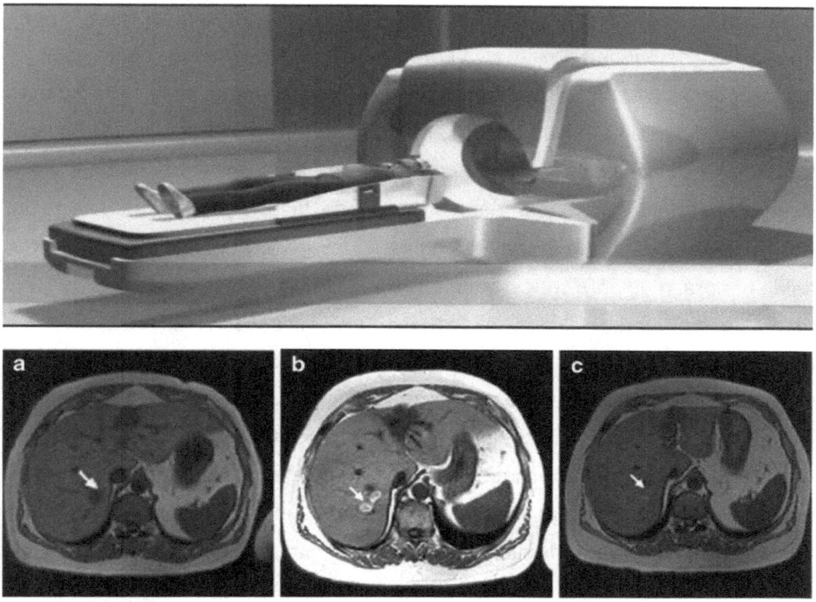

Fig. 1: Superior: *Sistema laser intersticial con resonancia magnética.* ***Inferior*** *Imágenes de RM potenciadas en T1 en paciente con metástasis hepáticas tratada con termoterapia inducida por láser (a) antes, (b) 24 h después de la intervención y (c) 6 meses después de la termoterapia inducida por láser.*

LITT utiliza energía láser enviada a un objetivo a través de un catéter de fibra óptica, que daña las proteínas intracelulares y ADN, y posterior muerte celular. LITT proporciona una clara demarcación entre ablación y tejido ileso, que, cuando se combina con la capacidad de monitorear y controlar la ablación a través de imágenes térmicas de RM, da como resultado un alto nivel de precisión y control. La coagulación se logra utilizando una luz láser de granate de aluminio y neodimio itrio. La técnica de múltiples aplicadores implica el tratamiento de una lesión con múltiples (hasta 5) aplicadores de láser simultáneamente (4).

Se trata de un procedimiento de destrucción tisular, usando el calor generado por la absorción de la luz. Para ello se introduce fibra óptica en la lesión a través de un procedimiento estereotáctico y anestesia local. La técnica es compatible con la resonancia magnética. Emplea la energía de rayos láser para calentar y destruir los tumores. La TTIL funciona porque ciertas nanopartículas pueden absorber la energía de un láser y convertirla en calor. Si las nanopartículas son alcanzadas por el rayo mientras se encuentran dentro del tumor liberan la energía con alta temperatura y destruyen las células tumorales. La luz se puede enfocar dentro de fibras ópticas delgadas; estos pueden insertarse profundamente en la masa tumoral, o en las cavidades naturales del cuerpo, de forma mínimamente invasiva. El objetivo es destruir el tejido tumoral mediante coagulación térmica. (5)

La termoterapia inducida por láser se utiliza cada vez más para las metástasis hepáticas que, debido a su ubicación o debido a enfermedades previas, no pueden tratarse de forma convencional, es decir, mediante extirpación quirúrgica. Este procedimiento no reemplaza procedimientos establecidos como operaciones y / o quimioterapia, sino que debe representar una opción más efectiva en el concepto de terapia interdisciplinaria. En el caso de enfermedades ya sistémicas, el procedimiento de ablación térmica local LITT se puede realizar además de la quimioterapia necesaria y optimizar el éxito del tratamiento. (6)

Ventajas e inconvenientes

Las ventajas e inconvenientes de la técnica laser LITT se representan en la tabla 1.

Tabla 1: ventajas e inconvenientes del láser LITT

Ventajas	Inconvenientes
Terapia más afable para el paciente	No recomendable en metástasis extrahepáticas
Pronóstico similar a otras técnicas	Número de lesiones no superior a cinco
Posibilidad de uso repetido	Tamaño máximo de las lesiones es de 5cm

LAS INDICACIONES

Si la cirugía no es posible, la ILT es una opción mínimamente invasiva, paliativa y potencialmente curativa. En pacientes seleccionados con CHC, metástasis hepáticas de cáncer colorrectal y otros tipos de malignidad hepática, puede mejorar la supervivencia en un grado similar al de la resección quirúrgica. La ILT permite tratar una mayor proporción de pacientes con malignidad hepática que la cirugía sola, pero un conocimiento profundo de los principios del tratamiento es esencial para maximizar el uso de esta tecnología. La extensión de la necrosis tisular es variable y depende del dispositivo láser, tipo de fibra utilizada, ajustes de potencia, tiempos de exposición y biología del tumor. La necrosis puede ser incompleta, particularmente en tumores que superan los 5 cm de diámetro. Los refinamientos continuos en la tecnología láser, una mejor comprensión de los mecanismos involucrados en la lesión tisular inducida por láser y los métodos innovadores para manipular estos mecanismos pueden permitir que la ILT reemplace la cirugía como tratamiento primario para la malignidad hepática en pacientes seleccionados. Las indicaciones actuales incluyen:

- Enfermedad irresecable por la localización anatómica de los tumores o la mala reserva hepática funcional y sin evidencia de enfermedad extrahepática
- Preferencia del paciente
- Contraindicaciones médicas para la cirugía (7)
- no hay más de cinco lesiones presentes y ninguna lesión supera los 5 cm de diámetro máximo (8)
- la ILT se puede usar en combinación con la resección quirúrgica para lograr la eliminación completa del tumor (9)

Complicaciones

Las complicaciones de la ITL fueron descritas por Mack et al. (7) siendo las más comunes el derrame pleural (7.3%) y el absceso intrahepático (0.4%). Otras lesiones se describen en la tabla (10, 11) Se produjeron complicaciones clínicamente relevantes en menos del 2% de los pacientes. (Tabla 2)

Tabla 2: complicaciones de la terapia intersticial laser LITT

Complicaciones menores	Complicaciones mayores
derrame pleural 7.3%	empiema pleural 0.1%
absceso intrahepático 0.4%	sangrado intrahepático 0.2%
hematoma subcapsular 3.1%	sangrado intrabdominal 0.2%
infección local en zona de punción 0.2%	lesión conducto biliar 0.1%
	siembra tumoral

Los abscesos intrahepaticos, derrames y empiemas pleurales pueden requerir drenaje. Puede existir siembra tumoral del tumor, hasta el 20 % lo desarrollan a lo largo del trayecto de la biopsia; se han descrito 2 casos de siembra tumoral después de láser LITT, lo que hace que esta sea una complicación extremadamente rara de este procedimiento (12).

Se ha demostrado que la termoterapia intersticial inducida por láser puede ayudar a conseguir tasas de supervivencia similares a las observadas con la resección quirúrgica en metástasis hepáticas de cáncer colorrectal y de mama, así como en otros tumores abdominales (13), aunque los estudios aleatorizados son escasos (14). La serie más grande publicada de cualquier técnica ablativa percutánea es de ablación con láser, la serie consistió en metástasis hepáticas principalmente de carcinoma colorrectal (15)

BIBLIOGRAFIA

1. Bown SG et al: Phototherapy in tumors. World J Surg 1983; 7:700-709.
2. Stafford RJ, Fuentes D, Elliott AA, Weinberg JS y Ahrar K: Laser-induced thermal therapy for tumor ablation. Crit Rev Biomed Eng. 2010; 38:79–100
3. Rahmathulla G, Recinos PF, Kamian K, Mohammadi AM, Ahluwalia MS, & Barnett GH: Magnetic resonance guided laser interstitial thermal

therapy in neuro-oncology: a review of its current clinical applications. Oncology. 2014; 87:67–82.

4. Vogl TJ, Straub R, Eichler K et al. Malignant liver tumours treated with MR imaging-guided laser-induced thermotherapy: Experience with complications in 899 patients (2,520 lesions). Radiology. 2002; 225:367–377
5. . Gilliams AR, Brokes J, Hare C. Follow-up of patients with metastatic liver lesions treated with interstitial laser therapy. Br J Cancer 1997; 76:31.
6. Mack MG, Straub R, Eichler K, et al. Percutaneous MR imagingguided laser-induced thermotherapy metastases. Abdom Imaging 2001; 26:369–74.
7. Mack MG, Straub R, Eichler k, Engelmann k, Roggan A et al. *Percutaneous MRI image-guided laser-induced thermotherapy of liver metastases. Images of the abdomen* 2001; 26: 369–374
8. Amín Z, Donald JJ, Kant R, Steger C.A, Bown SG et al. *Hepatic metastases: interstitial laser photocoagulation with real-time ultrasound monitoring and dynamic evaluation of CT treatment. Radiology* 1993; 187: 339–347
9. Curley SA, cusack JC jr, Tanabe KK, Ellis LM. *Advances in the treatment of liver tumors. Curr Probl Surgery* 2002; 39: 449 - 571
10. Vogl T.J., mack mg, Straub R, Roggan A, Félix R. Abdominal interventional radiology guided by magnetic resonance: laser-induced thermotherapy of liver metastases. Endoscopy 1997; 29: 577–583
11. Vogl T.J., Eichler k, Straub R, Engelmann k, Woitaschek D et al. Laser-induced thermotherapy of malignant liver tumors: general principles, equipment(s), procedure(s)—side effects, complications, and outcomes. Eur J Ultrasound 2001; 13: 117–127
12. Jorge A, Tarantino L, de Stefano G, Farella norte, Catalano O, Cusati B, et al. Interstitial laser photocoagulation under ultrasound guidance of liver tumors: results in 104 treated patients. Eur J Ultrasound 2000; 11: 181–188

13. Vogl TJ, Naguib NN, Eichler K, et al. Volumetric evaluation of liver metastases after thermal ablation: long-term results following MR-guided laser-induced thermotherapy. *Radiology* 2008; 249: 865–871.
14. Vogl TJ, Straub R, Eichler K, et al. Malignant liver tumors treated with MR imaging-guided laser-induced thermotherapy: experience with complications in 899 patients (2,520 lesions). *Radiology* 2002; 225: 367–377.
15. Gillams Arkansas, Poso WR. Survival after percutaneous image-guided thermal ablation of colorectal cancer liver metastases. Dis Colon Recto 2000; 43: 656–661

More Books!

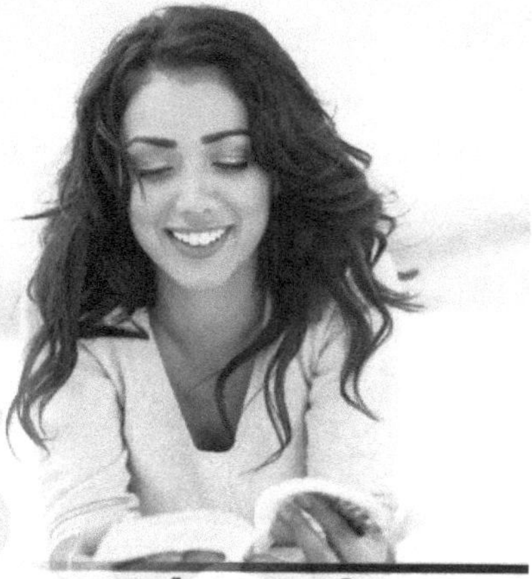

yes

I want morebooks!

Buy your books fast and straightforward online - at one of world's fastest growing online book stores! Environmentally sound due to Print-on-Demand technologies.

Buy your books online at
www.morebooks.shop

¡Compre sus libros rápido y directo en internet, en una de las librerías en línea con mayor crecimiento en el mundo! Producción que protege el medio ambiente a través de las tecnologías de impresión bajo demanda.

Compre sus libros online en
www.morebooks.shop

info@omniscriptum.com
www.omniscriptum.com

OMNIScriptum

FSC
www.fsc.org
MIX
Papier | Fördert
gute Waldnutzung
FSC® C083411

Kolibri 360 GmbH
Ferdinand-Jühlke-Straße 7
99095 Erfurt, Deutschland
produktsicherheit@kolibri360.de

Druck:
CPI Druckdienstleistungen GmbH
im Auftrag der
Kolibri 360 GmbH
Ferdinand-Jühlke-Str. 7
99095 Erfurt